HEINZ KASIK

SEN-MASSAGE

die
traditionelle Massage der Thai

nach Lehren des
Wat Po

(Wat Phra Chetuphon)

ISBN 3-00-000007-0 Erstausgabe
ISBN 3-932452-00-3

Warnhinweis:
Der Autor und Verlag haftet nicht für eventuelle Schäden oder Verletzungen, welche durch die Anwendung der Techniken, Ideen und Anleitungen in diesem Buch auftreten können.
Der Leser macht nach eigenem Ermessen und auf eigene Gefahr Gebrauch.
Beachten Sie die Warnhinweise und befragen Sie Ihren Therapeuten (Arzt, Heilpraktiker), wenn Sie unklare gesundheitliche Störungen haben.

Zur Ehre von

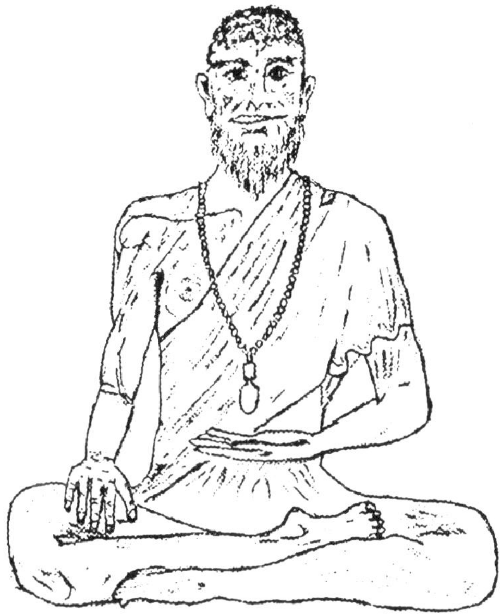

KUMARAJIVAKA,
dem Begründer der traditionellen Medizin in Thailand.

Text zu Ehren und Fürbitte des Kumarajivaka:

OM NAMO SHIVAGO SILASA AHANG KAHMIKO SAPATSATANANG OSATHA TIPA-MANTANG PAPASO SURIYA-JANGTANG, GOMALAPATO PAKA-SESI WANTAMI BANTITO SUMETHASSO ALOKHA SUMANA-HOMI **(3 x)**

PIYO-TEWA MANUSSANANG PIYO-POMA NAMUTTAMO PIYO-NAKHA SUPANANANG PINISIANG NAMA-MIHANG NAMO-PUTTAYA NAVON-NAVIEN NASATIT-NASATIEN EHI-MAMA NAVIEN-NAWE NAPAI-TANG-VIEN NAVIEN-MAHAKU EHI-MAMA PIYONG-MAMA WAMO-PUTTAYA. **(1 x)**

NA-A NA-WA LOKHA PAYATI VINISANTI. **(3 x)**

Gewidmet

meinem Freund

Kamthon Tangtrongchit

und seiner Familie

Mein Dank gilt allen, die mir geholfen haben, dieses Buch zu verwirklichen und zu gestalten.

Besonders danke ich meinen thailändischen Freunden und Lehrern

Suchat Wonguraprasert
Pian Sookphakit
Thongchai Oonnom

sowie

Herrn Prof. Chamlong Mahathat Univers. BKK
Frau Dir. Dr. Bunrueang Niyomporn Ayurved Vidyalai BKK.

Mein besonderer Dank gilt

Preeda Tangtrongchitr

Ohne seine fachliche Kompetenz wären manche schwierige Textstellen nicht übersetzt worden.

Meinen deutschen Freunden

Hermann Faude (Photos)
Walter Neumann (Korrektor)

sowie meiner
Tochter Alexandra, die sich für die Aufnahmen zur Vèrfügung gestellt hat
und meinem Sohn Alexander für geleistete Schreibarbeiten.

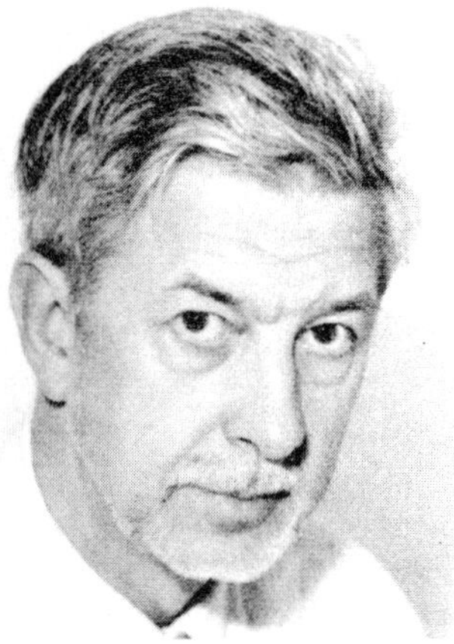

Vorwort

Unsere westliche Medizin konzentriert sich hauptsächlich auf Krankheiten. Symtome werden katalogisiert und ergeben eine in einem speziellen Begriff gefaßte Erkrankung.

Gegen diese wird mit meist starken Giften vorgegangen. Seit Galenos (199 - 129 v. Chr.), unterstützt durch das aristotilessche Weltbild (Philosophie), gilt der Grundsatz „contraria cotrariis curentur“ was soviel heißt wie: Eine Krankheit wird durch das ihr **entgegengesetzte** Mittel geheilt. Das Wesen der Gesundheit wurde nicht berücksichtigt. Das aber wird den Bedürfnissen der Menschen nicht gerecht.

Dr. Virchow soll gesagt haben: ich habe tausende von Menschen operiert, aber ich habe keine Seele gesehen.

Die östliche Medizin kennt wohl das, was wir Seele oder Lebenskraft nennen. Prana oder Chi ist der Atem des Lebens und jede östliche Medizin zielt darauf ab, diese Lebensenergie in optimalem Zustand zu erhalten.

Auch bei uns setzt sich langsam die Vorstellung durch, daß wir über innere Kräfte verfügen, die zur Gesunderhaltung aktiviert werden können.

Die östliche Medizin setzt nicht nur in der Natur vorkommende Heilmittel (Kräuter oder Mineralien) ein um die in uns wohnenden Kräfte anzuregen. Joga und Massage sind ein nicht zu unterschätzender Bestandteil. Das Ziel ist in jedem Falle, Gesundheit und Wohlbefinden bis ins hohe Alter zu erhalten.

Ein Weg dieses Ziel zu erreichen, ist die traditionelle Massage der Thai.

Seit Urzeit legt der Mensch sich selbst und auch anderen, wie die Mutter dem Kind, der Gesunde dem Kranken, die Hand auf die schmerzende Stelle. Wird der Schmerz größer, beginnt man unwillkürlich den Druck auf diese Stelle zu erhöhen. Dies erzeugt zunächst einen Gegenschmerz. Erstaunlicherweise läßt dieser nach, wenn man lange genug den Druck konstant aufrecht erhält. Am Ende kommt ein gebesserter oder gar schmerzfreier Zustand heraus. Praktische Erfahrungen haben diese Einwirkungsmöglichkeit bestimmt und das ist bis heute so geblieben.
Systematische Aufzeichnungen wurden mit wenigen Außnahmen erst die letzten paar hundert Jahre gemacht. Die Zeit davor wurde dieses Wissen von den Kundigen an den oder die Schüler mündlich und praktisch weitergegeben.
Diese Praxis findet man rund um den Erdball.
Die Mystiker haben sich medizinisches Wissen immer zu Nutze gemacht und versucht es zu monopolisieren. Es wurde sorgsam darauf geachtet diese Monopolstellung nicht zu verlieren, dies gilt für die Schamanen oder die Priester der großen Religionen. Nicht nur im Abendland verschwand die Heilkunst hinter Klostermauern. Während man im „christlichen“ Abendland die Konkurrenz dem Scheiterhaufen anvertraute, wurden im buddhistischen Bereich humanere Wege beschritten. Begabte wurden als Mönche gewonnen und eingeweiht. Auch heute noch ist es einem der Thaisprache nicht mächtigen unmöglich, traditionelle Medizin zu studieren. Natürlich ist zu berücksichtigen, daß Sprache und Verständnis eine Einheit bilden und durch die verschiedene „Sicht der Dinge“ Barrieren bestehen. Daran sollte die Weitergabe solch nützlicher und segensreicher Erfahrungen aber nicht scheitern.

Das Wat Po war die erste Universität des alten Thailand, welche Laien zum Studium zulies. Dies hat sich bis heute so erhalten. Für Ausländer wird das Erlernen der traditionellen Thai-Massage in englischer Sprache angeboten. In einem Kurs von dreißig Stunden ist eine Grundmassage normalerweise erlernbar. Es sollte aber nicht darüber hinwegtäuschen, daß diese bei tieferem Studium eben nur die Basis darstellt, auf der sich aufbauen läßt.
Thai-Massage ist ein Begriff, der unserem Kulturkreis entspringt und für uns verwendet wird. Die Thai sagen Nuat. Das heißt übersetzt

Massage. Eine Differenzierung erfolgt eigentlich nur für fremde Massagearten. Die Grundbegriffe von Nuat sind in Thailand weit verbreitet.

Mit der Einführung der westlichen Medizin und dem übermäßigen Glauben an diese, drohte die traditionelle Thai-Medizin eine Zeitlang in Vergessenheit zu geraten, so auch die Massage. Doch stellte sich bald heraus, daß die „Schwedische Massage“ das nicht brachte, was man von „Nuat“, gewöhnt war.

Das Erlernen der Thai-Massage ist auch heute noch eine sehr persönliche Angelegenheit zwischen Schüler und Lehrer. Der Grad des Interesses, besonders von Seiten des Schülers, bestimmt wieviel er „mitbekommt“. Der Grad des Interesses „weckt“ aber auch den Lehrer. In Thailand ist es nicht wie bei uns, daß man aus Büchern erst einmal eine Menge an Theorie paukt und danach ein paar praktische Übungen macht. Nein, dein Lehrer beginnt als erster dich selbst zu massieren. Er zeigt dir die (gedachten) Energielinien, die Sen genannt werden und deren allgemeine Unterteilung. Er zeigt dir die Massagetechnik und die Geschwindigkeit, oder besser Langsamkeit, sowie die Stärke des auszuübenden Druckes. Nachdem dein Lehrer dich massiert hat, bist du an der Reihe. So kann er jederzeit genau Überprüfen welche Fortschritte du machst und wenn du „reif“ bist für die nächste Übung. Du wirst nie erleben, daß dein Lehrer dich unter (Zeit)-Druck setzt. Dies gehört zur buddhistischen Weltanschauung. Überhaupt ist die traditionelle Thai-Massage in dieser Verknüpfung zu sehen, obwohl sie ja eigentlich ayurvedisch ist. Das Prinzip des Heilens ist verbunden mit Metta, der tätigen Güte.

Die Nächstenliebe ist in der christlichen Weltanschauung verankert und daher ließe sich die traditionelle Thai-Massage auch auf diesem Fundament aufbauen.

Wichtig ist nicht nur, die „*Technik*“ und die bekanntesten „*Wirkpunkte*“ zu erlernen und diese nach Schema „ F “ anzuwenden, denn wenn du dies tust, wirst du zwar bis zu einem gewissen Grad Erfolg haben, aber halt nur bis zu einem gewissen Grad.

Geben kann man nur, was man hat - und zu geben bereit ist. Ohne das Wollen, ohne Nächstenliebe ist keine gute Behandlung möglich. Ich will damit nur sagen, wenn du nicht voll und ganz hinter einer Sache stehst, wird diese nichts. Das ist mit allen Dingen so - das Beste wollen und tun, es wird immer noch mangelhaft genug. Verlasse dich auf deine innere Mitte, auf deine eigene Quelle oder wie du das nennen magst, und tu was du tust mit gütiger und sicherer Hand. Lasse dich nicht von deinem Egoismus leiten.

Dein Werkzeug sind deine Hände, mit denen du erfühlst, ertastest, wo du eingreifen kannst. Nun spührst du auch, wie die Energien fließen und wann du nicht mehr gebraucht wirst.
Für spezielle Therapien solltest du dir einen Lehrer suchen.Wenn du in deinem Land keinen findest, fahre nach Thailand. Möchtest du „meinen", den „südlichen Stil" erlernen, gehe ins Wat Po nach Bangkok. Dort bekommst du auch ohne vorherige Anmeldung in kürzester Zeit einen Platz für den Grundkurs. Wenn es die Zeit (und das Interesse) erlaubt, belege gleich den weiterführenden Kurs. Englisch-Kenntnisse sind notwendig.
Dieses Buch ist für den Praktiker geschrieben und soll eine Anleitung und gedankliche Stütze sein.
Ich wünsche mir, daß du mit all der Liebe und dem Wunsch zu heilen, der du fähig bist, zur Tat schreitest. Je mehr du diese Fähigkeit freilegst, je mehr wirst du vom Handwerker zum Künstler und das wünsche ich dir von ganzem Herzen.

HP Heinz Kasik

Der berühmte indische Arzt Vagbhata hat das medizinische Werk Astangahrdayasamhita geschrieben. Dieses Werk wurde von dem indischen Pandit Jarandhara und dem tibetischen Gelehrten Rin chen bzan ins Tibetische übertragen. Später wurde es in die tibetische Übersetzung der indischbuddhistischen Kommentarliteratur aufgenommen.
Das Standardwerk der tibetischen Heilkunde rGuyd bzi soll in einem Sanskrit- Orginal existiert haben und wurde von dem Kaschmir-Arzt Candranandana um Mitte des achten Jahrhunderts nach Christus bearbeitet.
Dieses Orginal soll von dem berühmten Zeitgenossen des Buddha Sakyamunis, **Kumarajivaka** (tibet. Tso byed gzon nu) geschrieben worden sein und ist scheinbar verlorengegangen.
Es wird auch berichtet, daß zur Zeit des Königs gNah khri zwei indische Ärzte nach Tibet kamen und 10 Jahre dort blieben. Einer heiratete eine Tibeterin und blieb für immer. Diese Ärztedynastie hat sich bis ins 18.Jahrhundert fortgesetzt (Quelle:Finckh Elisabeth;Grundlagen tibetischer Heilkunde-Band 1).
Auch wird berichtet, daß Jivaka Leibarzt des Indischen Königs Ajatasatru war (R.Pischel, Leben und Lehre Buddhas).
Von Interesse im Zusammenhang mit der Thai-Massage ist, daß der in tibetischen Quellen erwähnte Arzt Kumarajivaka identisch zu sein scheint mit dem Begründer der Thai-Massage Jivaka Kumar Bhaccha, auch Shivago Komarpai,-Shevaka Komarpartr,-Shivago Kumar Baj genannt, der auch heute noch in Thailand sehr verehrt wird. So wird er nicht nur im Pali-Kanon des Theravada -Buddhismus erwähnt, sondern auch in den Schriften des Mahajana-Buddismus, was auf eine frühe Phase des Buddhismus schließen läßt.
Die Heilkünste des großen Meisters haben es der neuen Religion sicher erleichtert Fuß, zu fassen.
In die „Heiligen Schriften" wurden die medizinischen Texte sowenig aufgenommen wie im Christentum.
Die Schüler wurden langjährig und intensiv unterrichtet. Das ist bis heute so geblieben. Traditionelle Kräuterheilkunde wird auch heute noch ausschließlich in der Landessprache gelehrt. So bleibt die „Naturheilkunde" der Thai der übrigen Welt weitgehend unbekannt.

Um die Basis zu verstehen, auf der die traditionelle thailändische Massage gründet, muß man die Joga-Lehren studieren.Die höchste Disziplin, das Inana-Joga, wird durch die Lehre Patanjalis und des Raja-Jogas umgangen und bleibt so als „Weg“ erfahrbar und gangbar.
Es wurde eine Körperwissenschaft entwickelt, welche über verschiedene Techniken - Raja-Joga (Atem), Hatha-Joga (Reinigung) und Laja-Joga (Karma und Reinigung) zur Körperdisziplinierung führen. Diese Praktiken bauen hauptsächlich auf die eigenen Kräfte. Die Mystik und Metaphysik hingegen setzt Glauben und daraus resultierendes Vertrauen voraus.
Ziel der Praktiken des Raja-Hatha und Laja-Joga ist es eine schlafende Kraft zu wecken, welche Kundalini genannt wird. Sie hat ihren Sitz an der Wurzel des Rückgrads zwischen Damm (Perineum) und Anus. Kundalini wird mit einer dreieinhalbfach zusammengerollten Schlange verglichen. Sie kann also, vergleichbar einer Schlange, entlang der Wirbelsäule hochschnellen und sich im Scheitel des Kopfes mit dem geistigen Prinzip vereinigen. Da diese Kraft zu stark ist und nicht unkontrolliert freigesetzt werden kann, ohne den physischen Körper zu schädigen oder gar zu zerstören, gehen Jogis den Weg der Disziplinierung. So lernen sie diese Kraft zu lenken und den „zentralen Kanal“ (die Shushumna) zu öffnen. Die Chakras sind Filter und Transformationsstellen, auch Energiezentren genannt. Die ersten drei werden auch als sogenannte Körperchakras bezeichnet. Es sind dies:

*** Das Muladhara-Chakra**
In ihm wurzelt die Lebenskraft, schlummert die Kundalini und in ihm sind unsere unkontrollierten Leidenschaften gebunden. Sein Element ist die Erde und seine Farbe ist gelb. Ihm wird der Geruchsinn (Nase, Anus) zugeordnet. Lage:zwischen Perineum und Anus.

*** Das Svadhisthana-Chakra**
Sein Element ist das Wasser und es verkörpert das lunare Prinzip. Es entspricht dem Geschmacksinn (Zunge, Penis, Klitoris). Lage: zwei Fingerbreit über der Wurzel der Sexualorgane.

*** Das Manipura-Chakra**
Sitz des Juwels. Sein Element ist das Feuer. Es entspricht dem Gesichtssinn (Augen, Füße gehen)Lage: zwei Fingerbreit unterhalb des Nabels.

*** Das Anatha-Chakra**

Es verbindet die Körperchakras mit den Kopfchakras. Es herrscht über die drei vorherigen Chakras. Sein Element ist die Luft. Es entspricht dem Tastsinn (Haut, Hand geben, nehmen). Lage: auf der Höhe des Herzens.

*** Das Visuddha-Chakra**

Es wird das Reine genannt. Sein Element ist der Äther. Es entspricht dem Gehörsinn (Ohr, Sprache). Lage: in Höhe der Schilddrüse.

*** Das Ajna-Chakra**

Es wird auch das dritte Auge genannt. Es ist der Sitz der erkenntnismäßigen Fähigkeit des Geistes. Dieses Zentrum enthält Alpha und Omega der erfahrbaren Zustände (Welten), einschließlich unseres Körpers.
Lage: zwischen den Augenbrauen.

*** Das Sahastra-Chakra**

In dieses fließt die Kundalini-Kraft, sofern sie in diesem Chakra in der richtigen Schwingung ankommt, in den letzten Zustand.

Die sieben Chakras lassen sich nicht auf sieben „Energiezentren" reduzieren, denn sie sind zugleich sieben Stufen der Erkenntnis. Um sie zu erreichen gibt es mehrere gangbare „Wege". Nur das „Ziel" wird immer das selbe sein und bleiben.

Nadis

Die Lebensenergie und die verschiedenen Arten der Atmung fließen in einem vernetzten Geflecht von 72 000 Nadis (Energiebahnen und Atemgefäße).
Die drei wichtigsten Nadis sind Shushumna, die Hauptbahn der Kundalini-Kraft, Ida und Pingala die beiden Hauptschlagadern unter den Nadis.
Ida und Pingala entspringen den ersten Chakra Muladhara und zwar Ida im rechten Hoden und Pingala im linken Hoden.
Ida verkörpert das „ solare Prinzip" und Pingala das „lunare Prinzip".
Ida das Einatmen und Pingala das Ausatmen. Diese Atembewegung neutralisiert sich gegenseitig.
Beide winden sich so um die Shushumna und Wirbelsäule, daß sie sich fünf mal überkreuzen und enden im jeweils gegenüberliegenden Nasenflügel, also Ida im linken und Pingala im rechten Nasenflügel. Sie treffen sich wieder in Höhe der Augenbrauen im Ajna-Chakra. Immer dort wo sich Ida und Pingala überkreuzen, befindet sich ein Chakra.

Apana
regelt die Sekretion und Exkretion und wenn Lebensatem sich von seinen materiellen Bestandteilen trennen will, behält Apana ihn ein.

Bleiben wir bei den Nadis, die in der thailändischen Massage sicher eine wichtige Rolle spielen. Auf die Namensverwandtschaft von Shushumna und Sumana, Ittha und Ida, Pingkhala und Pingala wurde von Harald Brust schon hingewiesen. Aus den 72 000 Nadis haben sich Haupt-Energiebahnen, die in ihrer heilenden Eigenschaft „Sen" genannt werden, gefunden.
Dem „Solar - Lunar" Prinzip hat sich das „Rechts - Links" Prinzip, rechte Körperhälfte Pingkhala, linke Körperhälfte Ittha, hinzugesellt.

* **Pingkhala** zugeordnet wird: *Kalathari, Thawari, Rucham* und *Sikinii.*
* **Ittha** zugeordnet wird: *Sumana, Sahatsarangsi, Chanthapusan* und *Sukumang.*

Im Unterschied zur verwestlichten Akupunktur liegen die Behandlungspunkte aber nicht alle auf dem Meridian, der auch noch einem Organ zugeordnet wird. Eine Rechts - Linkstrennung der Behandlungspunkte gibt es nicht, zumindest nicht so eindeutig.
Die zehn Sen dienen überwiegend zur Diagnose, aber verschiedene Punkte dienen auch zur Therapie. Hier fällt die Verwandtschaft von Sen und Sinn auf. Ich denke hier an Sen Sahatsarangsi (links) und Thawari (rechts), deren Behandlungspunkte hauptsächlich dem Gesichtssinn (Augen) entsprechen. Bei Sen Chanthapusang (links) und Sen Rucham (rechts) ist es vorzugsweise der Gehörsinn. Sen Sumana zugeordnete Punkte sind geeignet, um Nerven (Sinnesnerven) -Störungen zu behandeln.

„Nuat" ist, ebenso wie die chin. Akupunktur ein Teil der chin. Medizin ist, ein Teil der thailändischen Medizin. Die Thai-Medizin ist ein in sich geschlossenes System in welchem Diagnose, Behandlung und Prognose, ebenso wie in der tibetischen oder chinesischen Medizin, reproduzierbar sind. "Nuat" ist also nach unseren abendländischen Maßstäben durchaus wissenschaftlich. Da es sich aber aus westlicher Sicht um physiologisch nicht erklärbare Phänomene handelt, hilft unser naturwissenschaftliches Denken schon vom Ansatz her nicht weiter. So tun wir gut daran, auf jahrtausendealte Erfahrung von Menschen dieser Erde nicht zu verzichten, nur weil unser Ausschließlichkeitsdenken dies nicht zulassen will.

Aus östlicher Sicht hat der Mensch (und nicht nur aus dieser) außer seinem sichtbaren Körper auch noch einen energetischen Körper.Wir würden ihn vielleicht Seele nennen. Wenn sie damit einverstanden sind, daß wir den

Energiekörper mit Seele umschreiben, wird aus der Joga-Lehre als Grundlage ein Körpertraining mit Atemtechnik auf der ein Seelentraining aufbaut, das bis zur Spitzenleistung - *erreichen der Auflösung im Sahastra* - betrieben werden kann.

Ein Einwirken von außen über die bekannten Körperstellen ist ein Einwirken auf Stellen wo die Seele mit dem materiellen Körper besondere Verknüpfungspunkte unterhält. Zu berücksichtigen wären die Verbindungen zur sogenannten Außenwelt (Umwelt), wovon uns die Sinne am selbstverständlichsten sind.
Wenn wir die Chakras betrachten und die Zuordnung von einem Chakra zu einem Sinn und diese wiederum mit einem Sen (Nadi) in Verbindung bringen ist der Zusammenhang deutlich sichtbar.
Zum Beispiel Sen Khitchana, der dem Manipura-Chakra zugeordnet werden kann. Dessen Element ist das Feuer. Er entspricht dem Gesichtssinn.

SEN-

MASSAGE

> TEIL 1 <

ERLERNEN DER

GRUNDMASSAGE

***Daumenpressur**
Benützen sie den Daumenballen (erstes Fingerglied) sehr langsam (siehe Bild 3)

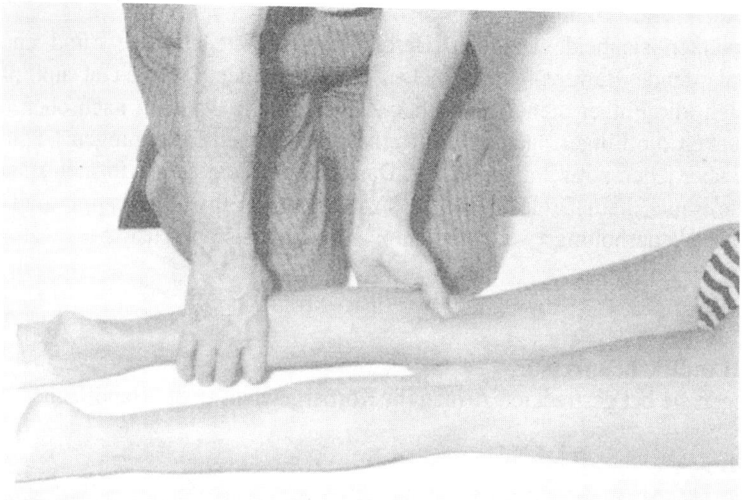

den zweiten Daumen drücken sie auf den darunterliegenden für extra Druck (siehe Bild 4 unten)

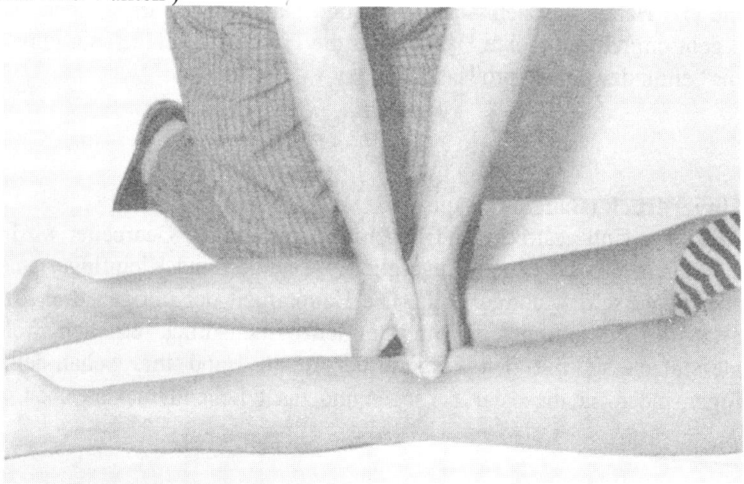

*** Kreisförmige Daumenpressur**

Benützen sie beide Daumen und beschreiben sie unter leichtem Druck entgegenlaufende Kreise.

*** Rotierende Daumen**

Benützen sie beide Daumen. Beschreiben sie kreisförmige und entgegenlaufende Bewegungen. Drücken sie die beiden Daumen abrupt nach unten, die Finger dienen als Hebel. Ziehen sie die Daumen nach oben und drücken die Finger nach unten. Keine gewaltsamen Bewegungen ! Fahren sie über jeden notwendigen Punkt. Daumen und Zeigefinger formen ständig eine Raute, kein Dreieck. Zählen sie langsam : Eins „Missisippi" und bei jeder Wiederholung zwei „Missisippi", drei „Missisippi", usw...

*** Handflächenpressur**

Legen sie bei gestreckten Armen ihr Körpergewicht in die Handflächen.

***Gehende Handflächen**

Handflächenpressur mit einer Hand. Setzen sie die freie (2.) Hand zwischen Zeigefinger und Daumen der arbeitenden (1.) Hand und legen die jetzt die freie (1.) Hand zwischen Zeigefinger und Daumen der arbeitenden Hand. So geht einmal die rechte Hand, dann die linke usw...Zählen sie langsam: Eins" einundzwanzig" pro Hand.

***Fingerdruck (Bauchmassage)**

Die Finger sind gestreckt und liegen eng zusammen. Gearbeitet wird mit der Fingerbeere des ersten Fingergliedes. Daumen und Kleinfinger spielen dabei keine sehr wichtige Rolle. Die Hauptarbeit der übrigen drei Finger leistet der Mittelfinger. Wenn sie den Arbeitsdruck erhöhen wollen, unterstützen sie mit den Fingern der freien Hand ihre behan-delnden Finger, indem sie diese darüber legen und zusätzlichen Druck ausüben.

Die fünf Sen der Beine :

Es gibt fünf wichtige Linien: Drei *Mediallinien* und zwei *Laterallinien*. Zuerst die drei *Mediallinien*, also auf der Beininnenseite:

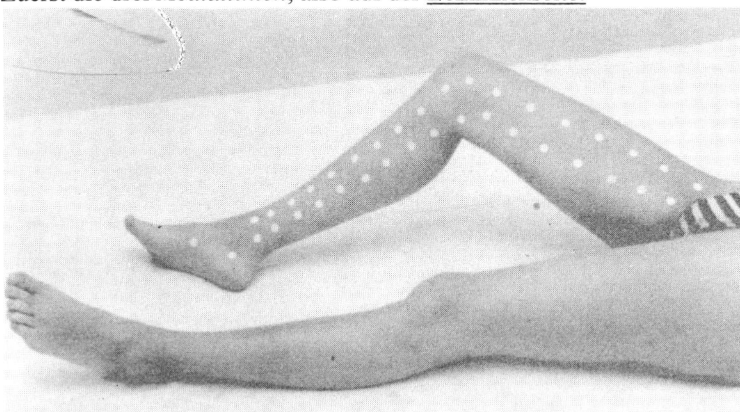

Bild 5

1. LINIE
Sie beginnt hinter der Mitte des Fußknöchels und geht hoch entlang des Schienbeines zur Kniescheibe, schließt diese mit ein und geht weiter zur Mitte des Darmbeinkammes.

2.LINIE
Sie startet über dem Achilles-Schleimbeutel, geht entlang der Rinne zwischen medialem Teil und hinterem Teil des Wadenmuskels (M.gastrocnemius) Richtung mittlere Kniesehne, entlang der Oberschenkelvene zum Femoral, also Oberschenkelmuskelansatz (M.biceps femoralis am Os coxae).

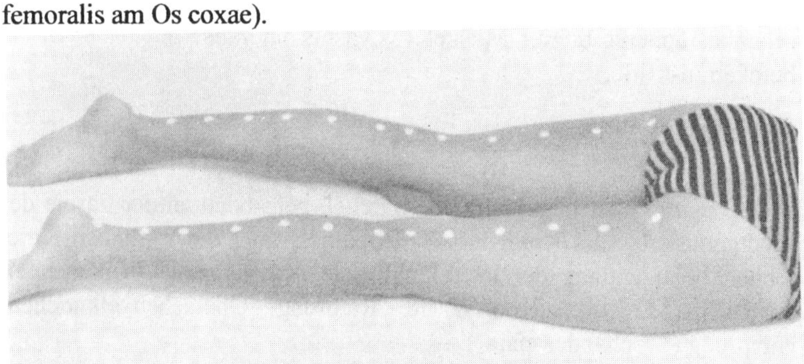

3.LINIE (an beiden Beinen) siehe > Bild 6.

Diese beginnt am Ansatz der Achillessehne, geht in der Mitte über die Wade hoch bis zur Kniekehle. Oberhalb der Kniekehle geht sie weiter Mitte Oberschenkel (entlang des M.biceps femoris) bis zur Gesäßfalte. Die Linie endet am Sitzbeinvorsprung (Tuber ischiadicum).

Nun die zwei *Laterallinien*, also Beinaußenseite:

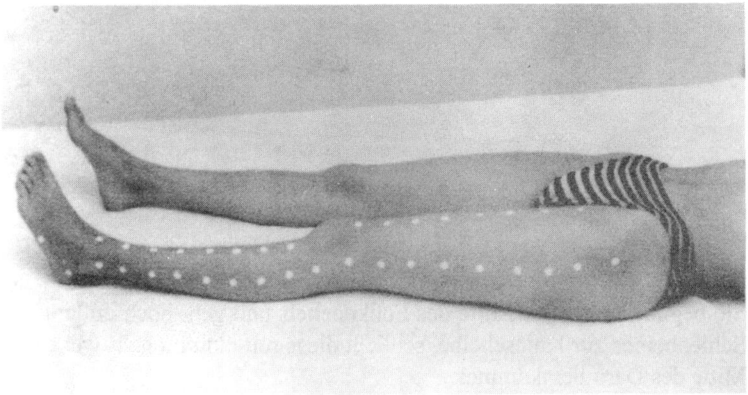

Bild 7

1.LINIE
Sie beginnt ein Fingerbreit neben dem Beugemuskel (flexor rheumatum) geht weiter auf der lateralen Seite des Kammes der Tibia (Schienbein), weiter seitlich der Kniescheibe (Patella), Mitte Oberschenkel äußerer breiter Muskel (M.vastus lateralis) hoch zur Darmbeinkamm-Mitte.

2.LINIE
Diese beginnt über dem lateralen Knöchel, geht hoch an der Fascie des Wadenmuskels zum Kopf des Wadenbeines, über die seitlichen Kniesehnen hoch entlang der lateralen Fascie des geraden Oberschenkelmuskels (M.rectus femoris) in Richtung Oberschenkelknochenvorsprung (Trochander major).

Die Sen der Arme :

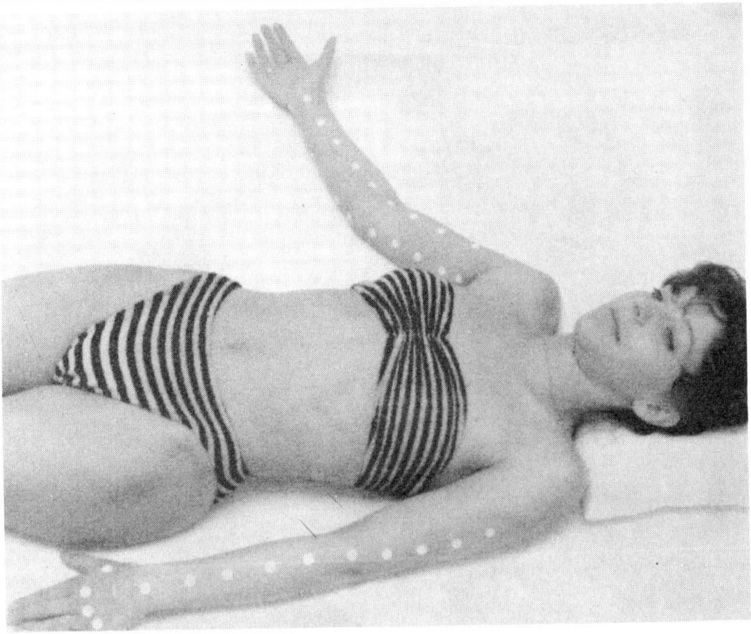

Bild 8

1.LINIE MEDIAL
Sie beginnt in der Achsel (Axilla), verläuft über der Brachialarterie (A.brachialis) bis zur Ellenbeugengrube, von hier medial der Unterarmarterie folgend bis zum Handgelenk.

2.LINIE MEDIAL
Sie startet über der Biceps-Rinne, folgt der seitlichen Kante des Biceps zur Armbeuge, dann über dem Handnerv zur Grube vor dem Handgelenk auf der Daumenseite.

3.LINIE MEDIAL
Diese beginnt am Bicepsansatz, geht Mitte Arm seitlich am Ellenbogen vorbei und nun zwischen Elle und Speiche zur Handgelenkwurzel.

Sen des Rückens :

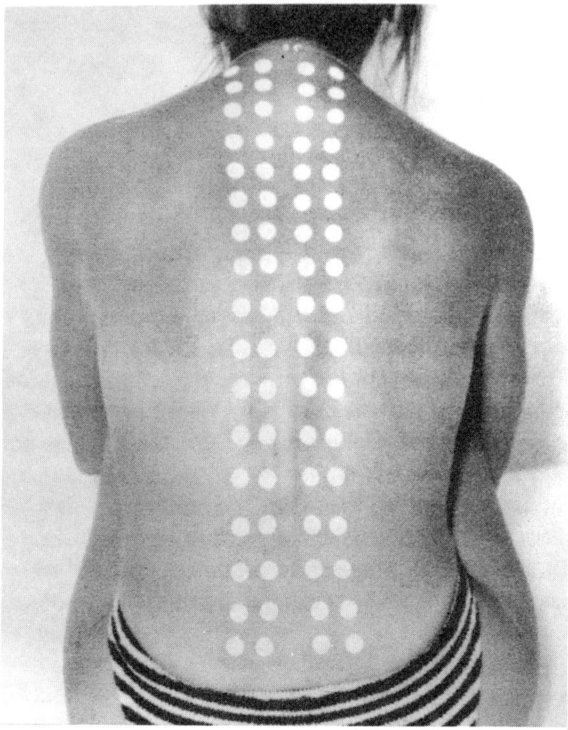

Bild 9

LINIE 1 lateral der Wirbelsäule :
Sie beginnt zwischen dem fünften und vierten Lendenwirbel und geht direkt rechts und links der Wirbelsäule entlang hoch bis zum zweiten Halswirbel.

LINIE 2 lateral der Wirbelsäule :
Diese Linie beginnt ebenfalls zwischen dem vierten und fünften Lendenwirbel und endet in Höhe des untersten Halswirbels (C7). Sie verläuft paralell zur Linie 1, aber zwei Fingerbreit seitlich (lateral) dieser Linie.

Hals-Schulter-Sen :

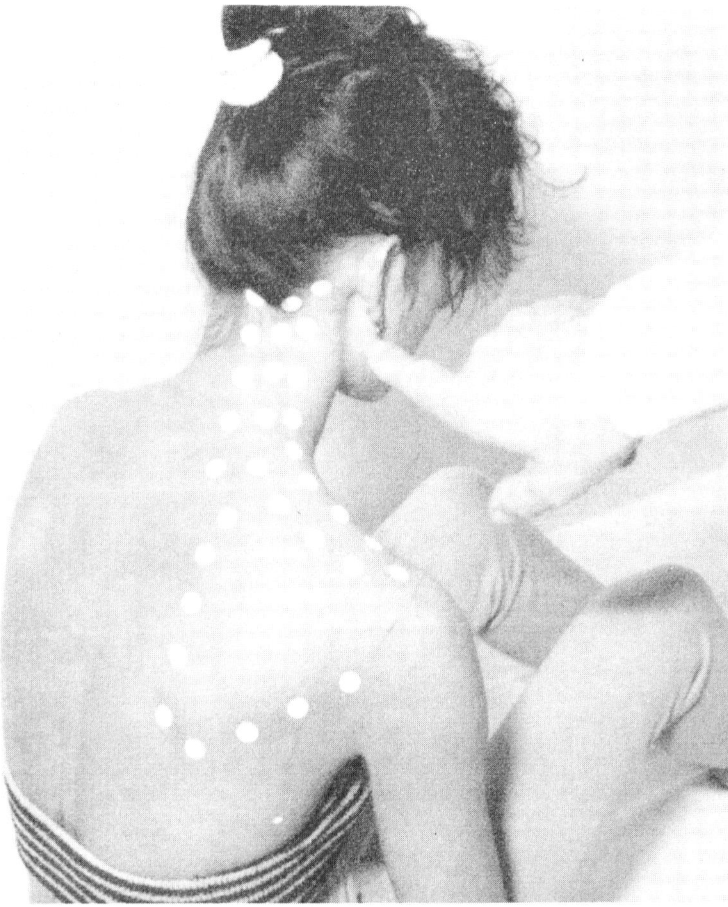

Bild 10

LINIE 1 beginnt seitlich (lateral) am Warzenfortsatz (Mastoid), führt zum Rand des Trapezmuskels (M.trapezius), folgt diesem bis zu dem Punkt, wo sich Schlüsselbein (Clavicula) und Schulterhöhe (Acromion) treffen: Articulatio acromio-clavicularis.

LINIE 2 beginnt ebenfalls am Warzenfortsatz, ein Fingerbreit neben Linie 1 Richtung Halswirbelsäule und verläuft parallel zu dieser. Sie endet am selben Punkt wie Linie 1.

LINIE 3 beginnt auch am Warzenfortsatz, wiederum einen Fingerbreit, aber von Linie 2. Sie geht seitlich der Halswirbelsäule bis ungefähr zum 7. Halswirbel, macht dann einen Bogen zum Schulterblatt, um-fährt diesen bis zu dem Punkt, wo sich Schulterblatt und Ober-armknochen treffen.

Starten sie wie folgt : Der Patient liegt auf dem Rücken,das rechte Bein wird außen angewinkelt,das linke Bein bleibt gestreckt (Bild 11).

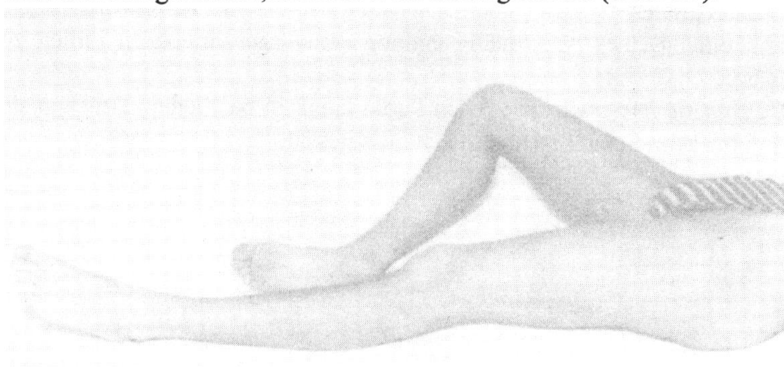

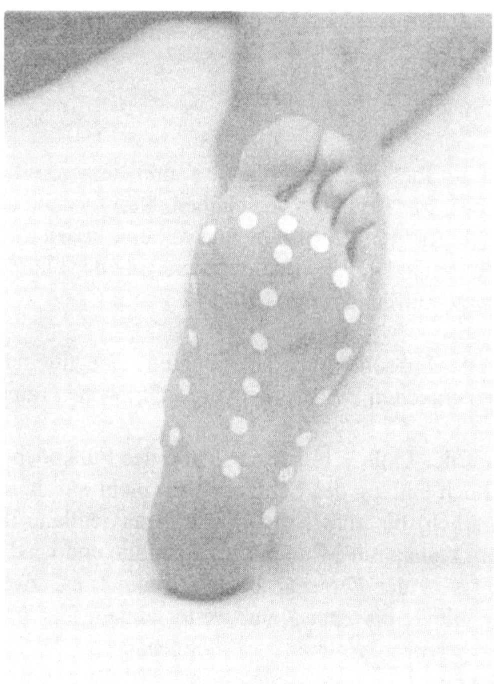

Bild 12

Sie sitzen im „Japanischen Stil“ so auf den eigenen Beinen, daß sie das eigene Körpergewicht nach vorne verlagern können. Sie sitzen außerhalb des linken, ausgestreckten Beines.

Nun beginnen sie, die ihnen zugewandte Fußsohle des rechten angewinkelten Beines punktmäßig entlang der vorgeschriebenen Linien zu massieren.
Denken sie immer daran : Jeden Punkt langsam bearbeiten. Drücken sie drei bis zehn Sekunden und in Daumenpressur.

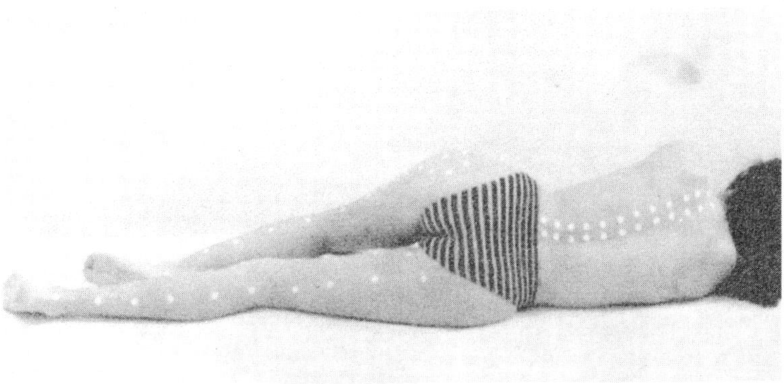

Bild 13

Beginnen sie am Innenrist des Fußes, ca. drei Fingerbreit unterhalb des Knöchels , etwas zur Ferse hin verschoben. Nun arbeiten sie entlang der Kante Fußsohle Richtung Großzehe und reihum, lassen nur den hinteren Teil der Ferse aus und gehen von der Innenkante der Fußsohle aus in der Mitte die Punkte rauf und runter (Bild 12).

Wenn sie mit der Fußsohle fertig sind, beginnen sie, die innere (mediale) Seite des angewinkelten Beines, den vorgeschriebenen Linien entlang zu massieren.
Starten sie mit der Linie 1 hinter der Mitte des Fußknöchels und arbeiten sie sich hoch entlang des Schienbeines (nicht auf dem Knochen, er ist zu empfindlich) bis zum Knie, von dort aus entlang der Linie 1 in Richtung Darmbeinkamm-Mitte bis zur Beinfalte und wieder zurück.
Nun starten sie in der Fersengrube mit Linie 2, ca. zwei Fingerbreit entlang der Linie 1, bis zum Knie, weiter entlang der mittleren Kniesehne, der Oberschenkelvene zum Sehnenansatz des Oberschenkelmuskels (M.bicepilis femoralis am Os coxae). Gearbeitet wird mit der rechten Hand, Handfläche auf dem Oberschenkel, die Linie rauf und runter.

Beim „begehen“ einer Linie am Unterschenkel mindestens fünf Punkte drücken und am Oberschenkel fünf Punkte in etwa gleichen Abständen. Ebenso teilen sie Oberarm, Ellbogen und Unterarm ein.
Nun wird das rechte Bein gestreckt, neben das linke gelegt. Sie beginnen mit den Punkten an den Zehen (distales Ende der Mittelfuß-knochen I-V). Danach massieren sie Linie 1 lateral. Starten sie über der Sehne des Beugemuskels (M.tibialis anterior), weiter auf der lateralen Seite des Schienbeinkammes über das Zentrum der Kniescheibe (Patella) weiter Mitte Oberschenkel in Richtung Darmbeinkamm-Mitte.

Linie 2 lateral starten sie hinter dem lateralen Knöchel, arbeiten hoch knapp oberhalb des Wadenbeines (Fibula), bearbeiten die lateralen Kniesehnen, dann hoch entlang der Muskelfascie Richtung oberhalb des Oberschenkelvorsprungs(Trochanter major).
Linie 3 beginnt am Ansatz der Achillessehne geht diese hoch zur Kniekehle, entlang der Fascie des schlanken Schenkelanziehermuskels zur Leiste.

Nicht vergessen : Alles langsam. Die Laterallinien am Bein mit Daumendruck bearbeiten. Die Mediallinien am Bein können mit Daumendruck oder mit Handballendruck bearbeitet werden. Alle Linien mindestens einmal rauf und runter arbeiten.

Als nächstes wenden sie sich dem linken Arm des Patienten zu, bleiben also auf der gleichen Körperseite im „Japanischen Stil“ sitzen.Der Arm des Patienten wird gestreckt vom Körper abgehoben, die Handfläche zuerst nach oben.

ARMLINIE 1 MEDIAL beginnt in der Achselhöhle,geht über den Brachialnerv (Plexus) der Oberarnarterie (A.brachialis) zur Ellenbeugengrube (Antibicepital fossa), dann medial der Unterarmarterie (A.ulnaris) folgend bis zum Handgelenk.

ARMLINIE 2 MEDIAL startet über der Biceps-Rinne, der seitlichen (lateralen) Kante des Biceps folgend nach unten, dann über den mittleren Nerv bis zur Grube vor dem Handgelenk.

ARMLINIE 3 LATERAL : Nun drehen sie zuerst Arm und Hand so, daß der Handrücken nach oben kommt. Beginnen sie am Bicepsansatz Mitte Arm, von dort seitlich über die Armbeuge zwischen Elle und Speiche zur Handgelenkswurzel.

<u>Nicht vergessen</u> : Alles langsam. Die Armlinien können sowohl mit Daumendruck als auch mit Handballendruck bearbeitet werden. Alle Linien wieder mindestens einmal runter und rauf bearbeiten.

Nachdem sie alle drei Armlinien genügend „begangen" haben, nehmen sie die Hand ihres Patienten in ihre Hände, so daß dessen Handfläche nach oben kommt. Nun drücken sie die beiden Punkte an den Enden des 3. Daumengliedes, so wie den Punkt in der Handmitte kurz vor dem Handwurzelgelenk. Jetzt drehen sie die Hand des Patienten so, daß die Handfläche nach unten kommt und drücken das proximale Ende des 3. Daumengliedes, sowie die Fingerwurzel jeden Fingers zwischen den Fingern (Ansatz Musculus interosseus palmaris). Wenn sie die Hand genügend bearbeitet haben, legen sie diese auf den Boden / Unterlage zurück.

Handpunkte siehe Bild 8 : Der Patient in Rückenlage - Arme.

Nun legen sie die Handflächenmitte der Hand ihres Patienten auf den Darmbeinstachel (Spina iliaca anterior superior); den Mittelfinger so, daß er über der Oberschenkelarterie (A.femoralis) zu liegen kommt. Wenn sie diesen Punkt haben, drücken sie ihren *Handballen* mit doppelter Kraft 30-60 Sekunden lang auf diesen Punkt.
Langsam loslassen ! Danach muß bei der behandelnden Person ein Wärmegefühl im betroffenen Bein entstehen, denn die Arteria femo-ralis wird nahezu abgedrückt.

Jetzt wechseln sie ihre Position auf die andere Seite, also außerhalb des rechten gestreckten Beines, sitzen im „Japanischen Stil" und winkeln das linke Bein des Patienten an. Beginnen sie wie gehabt mit der Fußsohle,massieren Linie 1 und 2 medial am linken Bein. Als nächstes wieder das gestreckte rechte Bein Linie 1, 2 und 3 lateral. Nun bearbeiten sie die Armlinie 1 und 2 medial, die Armlinie 3 lateral und die Punkte der Handinnen- und Handaußenfläche.

Sagen sie ihrem Patienten, er soll sich so drehen, daß er ihnen den Rücken zuwendet.Das Bein in der oberen Lage wird angewinkelt und das in der unteren Lage gestreckt.

Bearbeiten sie die Fußsohle des gestreckten Beines. Legen sie sich den Fuß so auf ihren Oberschenkel, daß er satt und bequem aufliegt. Nun arbeiten sie mit den Ellbogen bei angewinkeltem Arm, beginnen in der Mitte der Fußsohle (Ferse auslassen) rauf und runter. Mindestens drei Punkte. Immer wenn sie den maximalen Druck erreicht haben, vergrößern sie den Armwinkel, um das Ziehen des Punktes zu erreichen.

LINIE 2 MEDIAL beginnt in der Fersengrube (Achillesschleimbeutel), weiter entlang der mittleren Kniesehne, der Oberschenkelvene zum Sehnenansatz des Oberschenkelmuskels (M.bicepilis femoralis am Os coxae).

LINIE 3 MEDIAL beginnt über dem Ansatz der Achillessehne, führt medial zur Kniekehle und von dort zum Ischiaspunkt (Tuber ischiadicum).

Nun massieren sie das angewinkelte Bein.

LINIE 1 LATERAL beginnen sie über dem Beugemuskel (Flexor rheumaticum), dann massieren sie weiter auf der lateralen Seite des Tibiakammes (Schienbein) über das Zentrum der Patella (Kniescheibe). Drücken sie nicht auf die Kniescheibe selbst, sondern die Punkte unterhalb und oberhalb der Kniescheibe. Verschieben sie diese Punkte in Richtung Kniescheibe. Massieren sie jetzt weiter Mitte Oberschen- kel hoch zur Darmbeinkamm -Mitte.

LINIE 2 LATERAL beginnt am Außenrist des Fußes vor dem Vorsprung des Mittelfußknochens (Tuberositas ossis metatarsalis V) dann ca. zwei Fingerbreit Richtung Ferse. Der nächste Punkt befindet sich hinter dem lateralen Knöchel. Von dort arbeiten sie hoch an der Fascie des Wadenmuskels zum Kopf des Wadenbeines, über die seitlichen Kniesehnen hoch entlang der lateralen Fascie des geraden Oberschenkelmuskels (M.vastus lateralis) in Richtung Oberschenkelknochenvorsprung (Trochanter major), massieren ca. vier Fingerbreit um den Trochanter major entgegen dem Uhrzeigersinn. Zuletzt pressen sie den Ischiaspunkt.

LINIE 1 lateral der Wirbelsäule:
Massieren sie direkt seitlich der Wirbelsäule entlang von unten nach oben. Beginnen sie zwischen dem 5. und 4. Lendenwirbel. Im Brustbereich massieren sie immer zwischen zwei Wirbeln und so hoch bis zum 2.Halswirbel und wieder zurück.

LINIE 2 lateral der Wirbelsäule:
Diese Linie verläuft paralell zur Linie 1, aber zwei Fingerbreit seitlich (lateral) dieser Linie. Beginnen sie zwischen dem 5. und 4. Lendenwirbel und massieren zwischen den Wirbeln hoch bis zum untersten Halswirbel (C7) und wieder zurück.

***Nicht vergessen* :**
Alles langsam. Die Linien an der Wirbelsäule mit Daumendruck bearbeiten. Sie können Punkt für Punkt mit einem Daumen bearbeiten, oder sie bearbeiten zwei Punkte gleichzeitig mit beiden Daumen. Die Daumenspitze ist immer in Richtung Wirbelsäule gerichtet. Drücken sie jeden Punkt drei Sekunden lang.

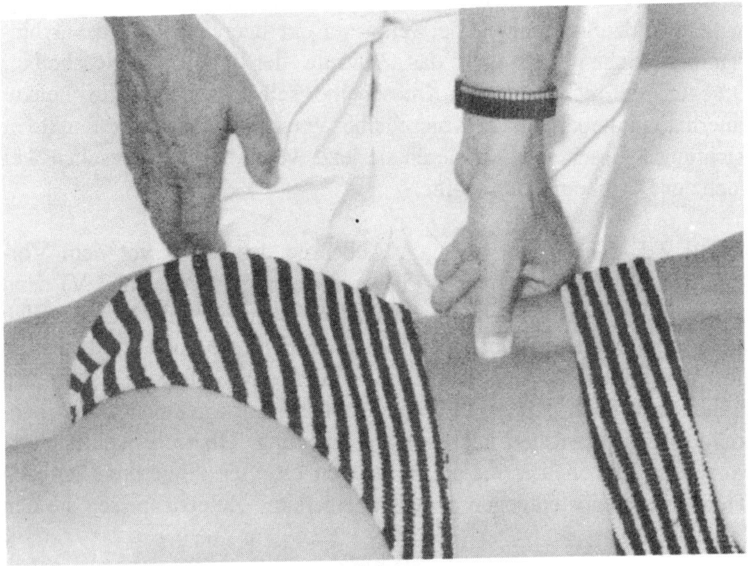

Bild 14

Es gibt im Wat Po eine Besonderheit: Das „ziehen“ eines Punktes. Zum Beispiel an der Wirbelsäule. Sie drücken einen Punkt drei Sekunden, kippen den Daumenballen leicht nach außen weg und ziehen damit den Druckpunkt ebenfalls leicht nach außen. Das wird besonders bei gezielten Behandlungen praktiziert.

Zurück zu unserer Ganzkörpermassage. Nachdem die eine Hälfte der Wirbelsäule „begangen“ ist, verändern sie wieder ihre Position wie auf dem Bild ersichtlich.

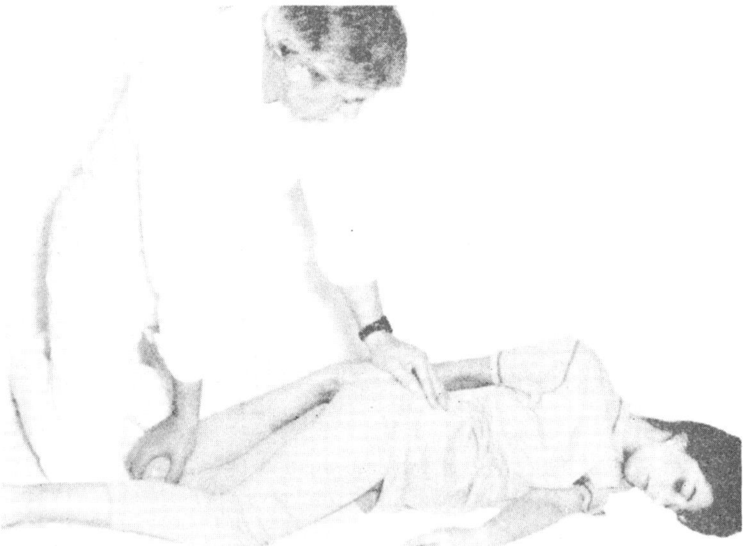

Bild 15

Nun fassen sie das gestreckte Bein und winkeln es ab. Eine Hand umfaßt den Kniebereich, die andere Hand umfaßt den Fuß so, daß die Fußsohle Richtung Gesäß gedrückt werden kann (siehe Bild 15 oben). Der Druck richtet sich nach der Beweglichkeit der Gelenke. Am Ende den Druck ganz erhöhen und loslassen.
Die neue Übung unterscheidet sich von der Vorhergehenden dadurch, daß der Fuß gebeugt statt gestreckt wird. Eine Hand umfaßt den vorderen Teil der Fußsohle mit den Zehen, die andere Hand umfaßt Achilles und Ferse. Nun drücken sie den Fuß nach unten (Richtung Schienbein) und drücken den abgewinkelten Teil des Beines wieder zum Gesäß, wie vorher.

Jetzt legen sie das Bein wieder gerade auf die Unterlage, legen eine Hand seitlich oberhalb des Knies auf den Oberschenkel des abgewinkelten Beines, fassen die obenliegende Schulter und drücken diese langsam nach außen-unten so weit, wie es geht, während die andere Hand ebenfalls kräftig nach unten drückt. Wieder am Ende den Druck kurzfristig erhöhen und loslassen.

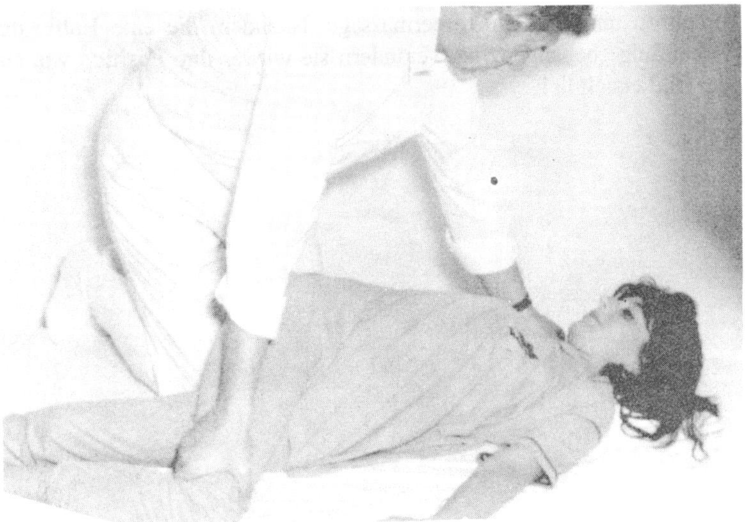

Bild 16

Fordern sie den Patienten auf, sich auf die andere Seite in Seitenlage zu legen, wieder oberes Bein abgewinkelt, unteres Bein gestreckt.

Beginnen sie die Massage wie vorher mit dem gestreckten Bein LINIE 2 und 3 MEDIAL. Danach LINIE 1 und 2 LATERAL des ange-winkelten Beines. Jetzt RÜCKENLINIE 1 und 2, danach die Streck-und Dehnübungen, ebenfalls alles wie gehabt.

Sagen sie ihrem Patienten, er solle sich auf den Bauch drehen, Arme angewinkelt, Hände am oder leicht unter den Kopf. Beine strecken, Füße leicht nach innen drehen. Sitzen sie zuerst rechts außerhalb des Beines im „Japanischen Stil" und beginnen die Massage mit LINIE 3 MEDIAL des Beines. Aber zuerst drücken sie drei Punkte der Medial-linie der Fußsohle: Über der Wurzel der mittleren Zehe, Mitte Fußsohle und kurz vor der Ferse. Dann den bekannten Punkt über der Achilles-sehne, medial bis zur Kniekehle und von dort wieder medial am Oberschenkel entlang, bis in die Gesäßfalte zum Ischiaspunkt und wieder zurück.

Rücken sie in sitzender Haltung wieder so auf, daß sie von dieser Position aus die Wirbelsäule gut bearbeiten können. Massieren sie LINIE 1 lateral der Wirbelsäule von L5 bis C7 und wieder zurück. LINIE 2 lateral der Wirbelsäule liegt zwei Fingerbreit neben der eben beschriebenen ersten Linie. Ebenfalls rauf und runter massieren. Jetzt wechseln sie die Seite und massieren linksseitig erst Fuß, dann Bein medial, danach Linie 1 und 2 lateral der Wirbelsäule.

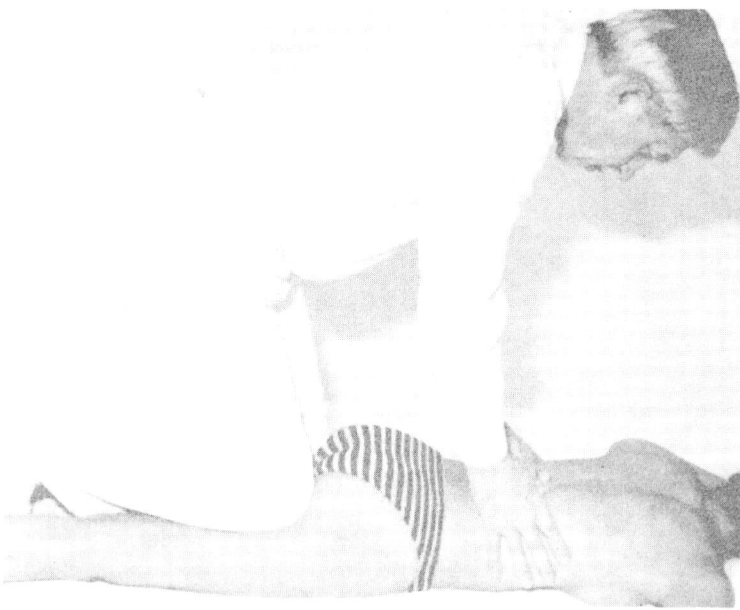

Bild 17

Variante der Rückenmassage :
Nachdem die Beine wie vorher beschrieben massiert sind, sitzen sie mit ihren Knien medial Oberschenkel nahe der Gesäßfalte so, daß sie ihr Gewicht nach vorne verlagern können. Nun werden beide Linien 1 (direkt neben der Wirbelsäule)gleichzeitig massiert. Ebenso machen sie es mit der Linie 2 -rauf und runter.
Die nächste Übung können sie einflechten, müssen aber nicht. Es gibt eine Menge Übungen für Arme, Beine, Kopf, Wirbelsäule und Bauch, die sich einflechten lassen. Aber das ergibt sich aus der vorhergehenden Befragung des Patienten.

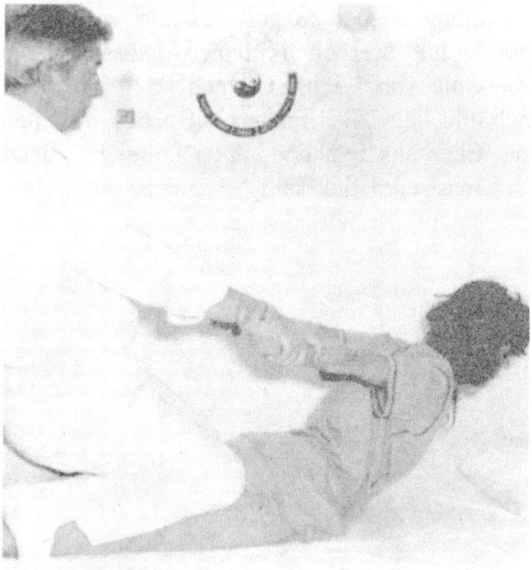

Bild 18

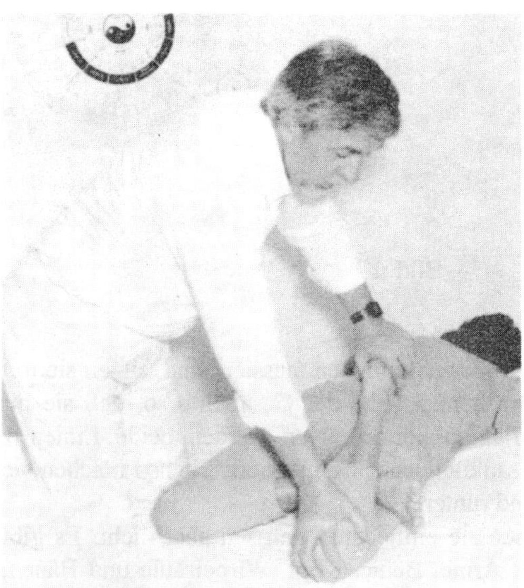

Bild 19

Sie bleiben auf den Knien sitzen und lassen den Patienten die Arme seitlich an den Körper anlegen. Nun fassen sie fest beide Arme kurz hinter dem Handgelenk und verlagern ihren Oberkörper nach hinten. Dabei ziehen sie mit Unterstützung des Patienten dessen Oberkörper nach hinten-oben und lassen ihn wieder zurücksinken. Das wiederholen sie dreimal.

Danach stehen sie auf und knien wieder im „Japanischen Stil" neben den Patienten, nehmen seinen rechten Unterschenkel, linker Fußknöchel in die Kniekehle des gestreckten Beines. Nun winkeln sie das gestreckte Bein knieabwärts nach oben und etwas zum Körper. Jetzt fassen sie mit der linken Hand den Fußrücken und drücken diesen zum Gesäß so weit es geht.

Wenn der in der Kniekehle liegende Fuß zu sehr sperrt, verschieben sie diesen ein wenig in Richtung Oberschenkel. Die rechte Hand hält kurz vor dem Knie die Lage Knie-Oberschenkel, also etwas nach unten gedrückt. Das selbe machen sie mit dem linken Bein, nachdem sie das rechte Bein wieder gestreckt haben.

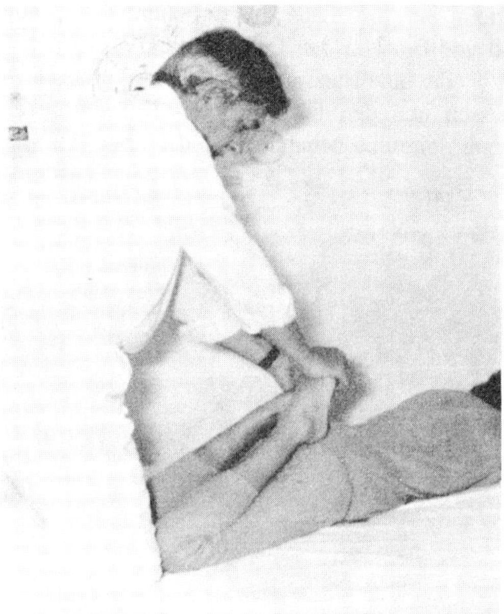

Danach winkeln sie beide Beine Richtung Gesäß an, Knie zusammen. Sie selbst knien so, das sie beide Knie des Patienten zwischen ihren eigenen Knien haben. Drücken sie beide Füße, nachdem sie Fußrücken und Zehen gefaßt haben gegen das Gesäß, den Druck am Ende der Übung erhöhen.

Bild 20

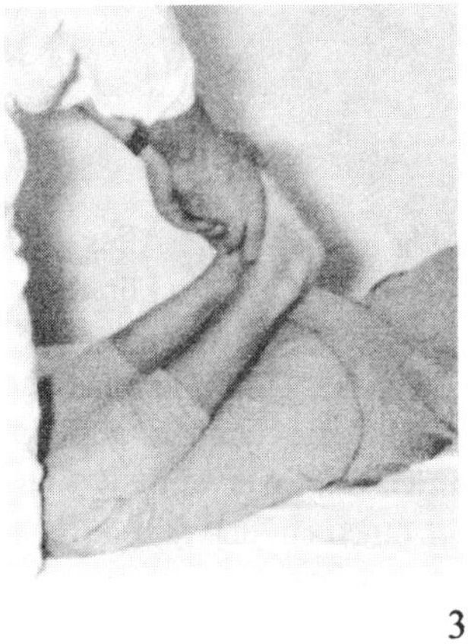

Hinterher drehen sie ihre beiden Hände so, daß sie mit dem Handballen den vorderen Teil der Fußsohle-Zehen fassen können und drücken diese nach unten gegen das Gesäß (Bild 21 rechts).→

Anschließend soll sich der Patient mit gestreckten Beinen

auf den Rücken legen.

Sitzen sie wieder in gewohnter Weise am unteren Ende der Beine. Umfassen sie die Ferse des vor ihnen liegenden rechten Fußes mit der rechten Hand so, daß die Sohle auf ihren Unterarm drückt. Nun drücken sie die Fußspitzen Richtung Körper, während ihre linke Hand kurz unterhalb des Knies das Bein gegen die Unterlage drückt. Nur linke Hand loslassen. Verändern sie die Lage ihrer linken Hand eine Handbreite Richtung Fuß und drücken den Fuß Richtung Körper. Nur linke Hand loslassen und wieder eine Handbreite Richtung Fuß das Bein gegen die Unterlage pressen und den Fuß Richtung Körper biegen. Wechseln sie auf die andere Seite und behandeln sie das linke Bein auf die selbe Weise.

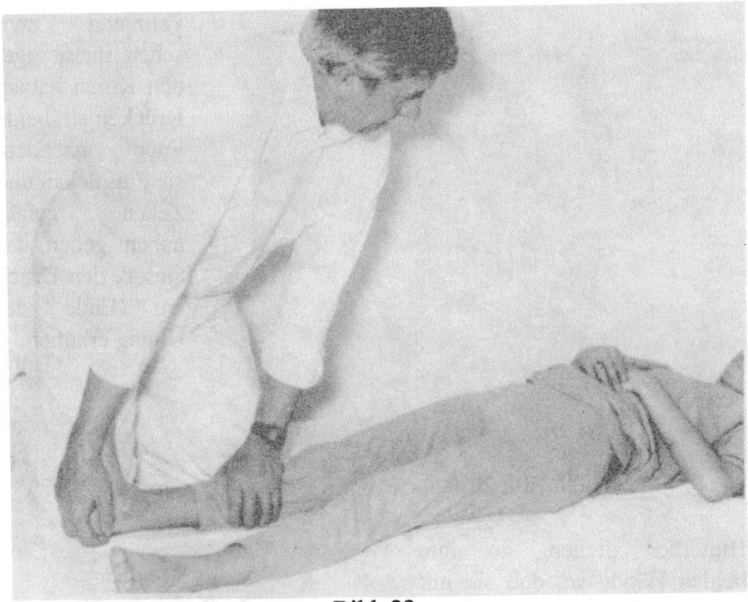

Bild 22

Nicht vergessen : Alles langsam. Halten sie immer Blickkontakt zu ihrem Patienten. So können sie sehen, was sie ihm zumuten können. Bei einer Relax-Massage sollten sie nicht zu sehr an die Schmerzgrenze gehen. Bei einer Heilmassage hingegen geht man durchaus auch schon mal an die Grenze des Erträglichen. Versuchen sie ein Gefühl zu entwickeln, wie weit sie sich vorwagen können. Stellen sie sich auf den einzelnen ein und *lassen sie die Massage nie zur Routine werden!*

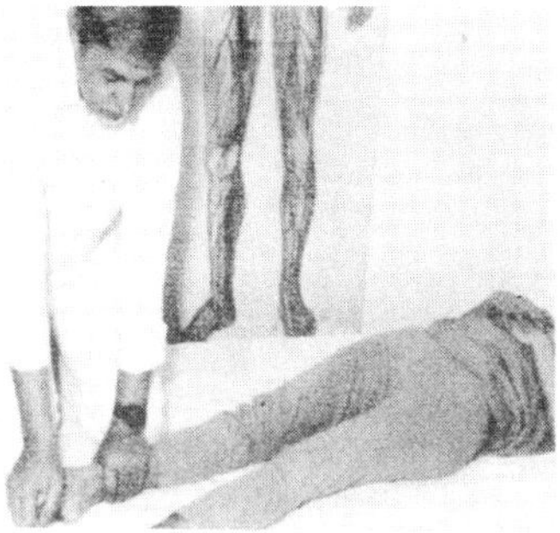

Bild 23

Jetzt fassen sie das vor ihnen liegende linke Bein über dem Knöchel mit der rechten Hand und halten es fest. Mit der linken Hand fassen sie die Zehen so von vorne, daß die Handfläche auf den Zehen zu liegen kommt. Nun drücken und biegen sie den Fuß Richtung Unterlage so gut es geht. Ebenso verfahren sie mit dem rechten Fuß. Sie wechseln dazu nicht ihre Seite, bleiben also in ihrer Sitzposition.

Als nächstes nehmen sie das vor ihnen liegende Bein, fassen es mit der einen Hand am Knie und mit der anderen Hand am Fuß und legen diesen auf das gestreckte Bein oberhalb des Knies. Nun fassen sie wieder die Zehen, Handfläche auf dem Fußrücken. Halten sie mit der freien Hand das Bein am Knie fest und drücken den Fuß so weit es geht zum Oberschenkel hoch. Bein langsam wieder strecken.

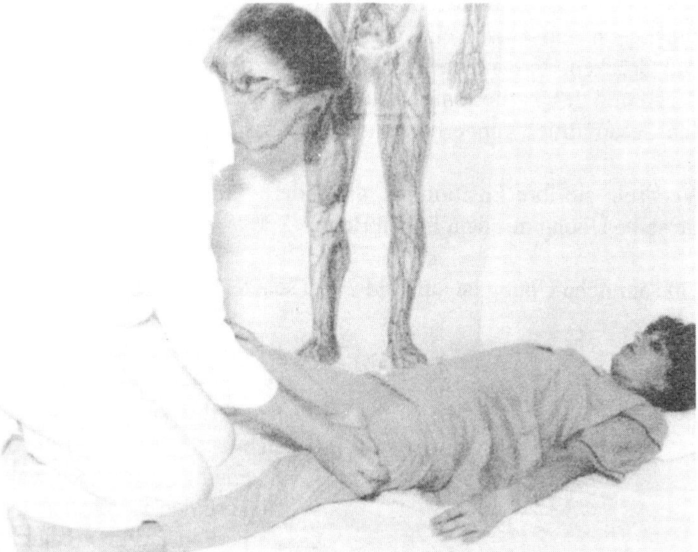

Bild 24

Wechseln sie ihre Position und machen sie die selbe Übung mit dem rechten Bein.

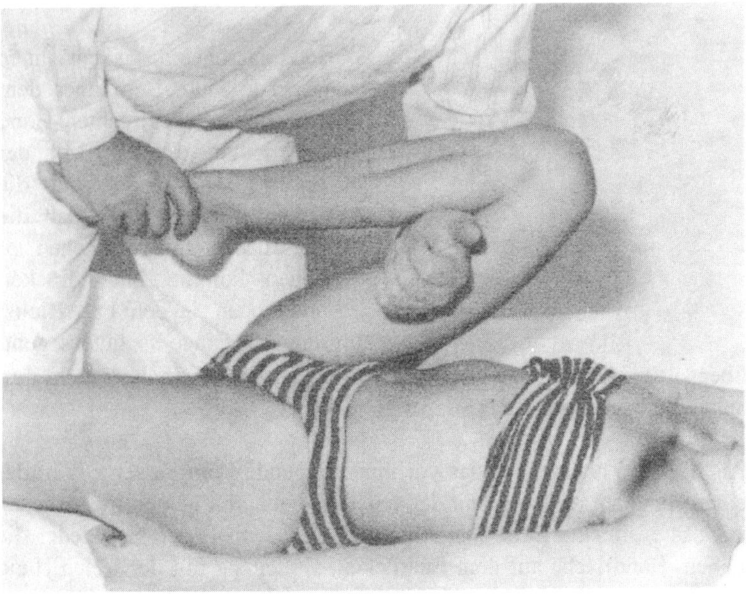

Bild 25

Schieben sie ihren linken Unterarm unter das vor ihnen liegende Knie, hochheben und abwinkeln, während sie den Oberschenkel gegen den Fuß drücken. Ihre rechte Hand liegt auf dem Fußrücken, umfaßt die Zehen und drückt diese nach unten. Beenden sie diese Übung, indem sie den Gesamtdruck kurz erhöhen und dann loslassen.

Wechseln sie ihre Position auf die andere Körperseite und machen sie die selbe Übung mit dem linken Bein.

Eine ähnliche Übung ist auf Bild 26 zu sehen :

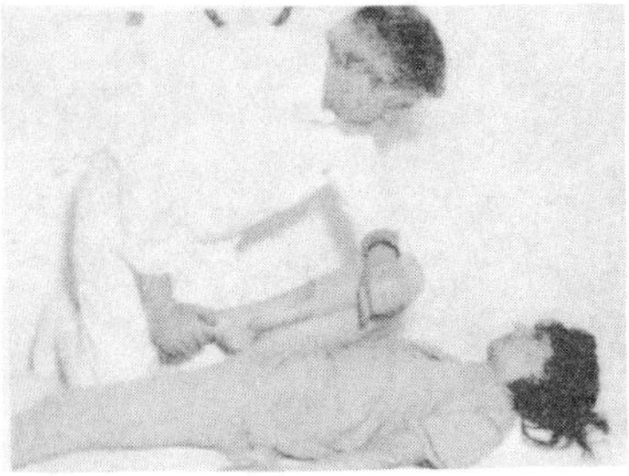

Der Unterschied liegt darin, daß sie mit ihrem Unterarm auf das Knie drücken. Somit mildert sich bei Druck vor allem die Spannung im Knie-gelenk. Entscheiden sie nach Alter und körperlicher Verfas-sung ihres Patienten.

Bild 26

Rücken sie seitlich auf bis in Höhe Ellbogen. Nehmen sie die Hand des Patienten und stellen den Unterarm senkrecht zur Unterlage. Die Hand ist so abgewinkelt, daß die Finger in ihre Richtung zeigen. Nun fassen sie mit beiden Händen die angewinkelte Hand und dabei drücken sie ihre beiden Hände zusammen, halten sie die Hand des Patienten fest und drücken diese langsam nach unten bis ihnen das Gesicht ihres Gegenübers oder ihr Gefühl sagt, daß es genug ist. Loslassen und die Hand in die entgegengesetzte Richtung abwinkeln. Hand-Unterarm bleiben in dieser Stellung.

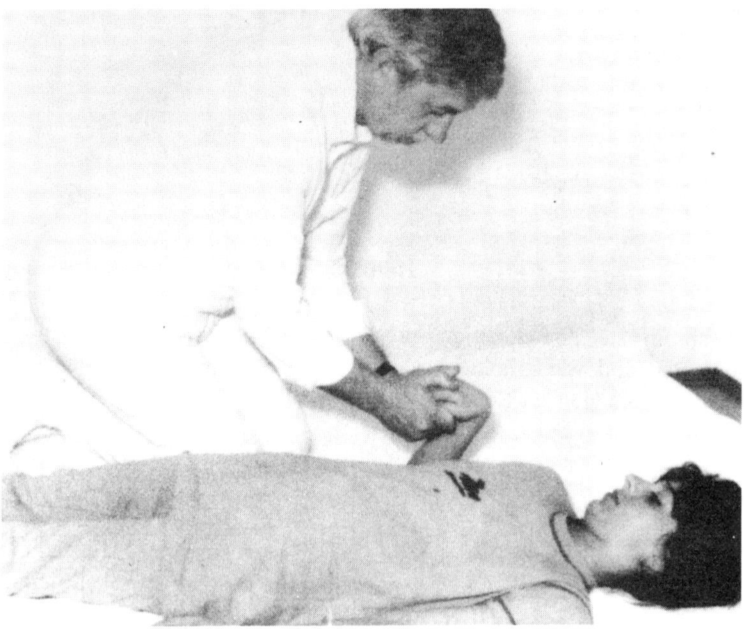

Bild 27

Nun richten sie mit Hilfe des Patienten den Oberarm so lange auf, bis dessen Handfläche neben dem Kopf die Unterlage berührt. Bein-Arm sollen eine Linie bilden. Ihre linke Hand liegt auf dem Oberschenkel kurz oberhalb des Knies und drückt in Richtung Knie. Ihre rechte Hand umfaßt den Ellbogen und drückt gegen diesen.

Diese Dehn-und Streckübung richtet sich nach der Beweglichkeit des Armes des Patienten. Nachdem sie gleichzeitig in beide Richtungen gedrückt haben, am Ende der Übung kurz nochmal den Druck erhöhen und dann loslassen.

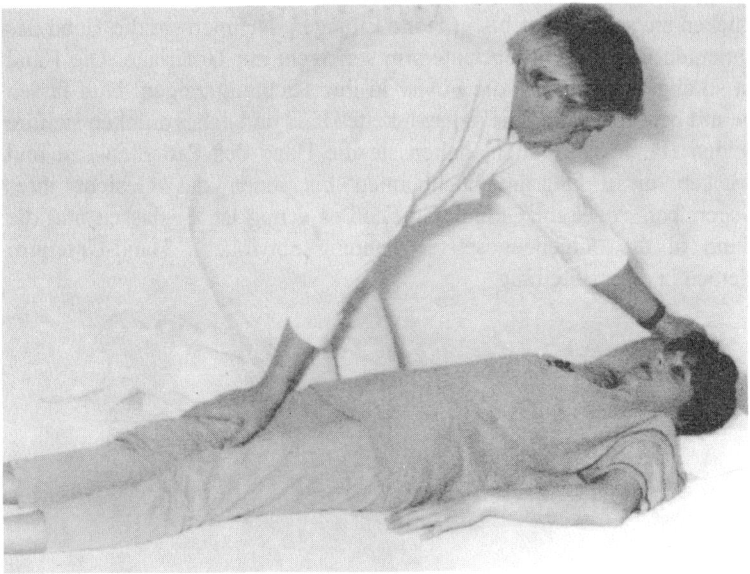

Bild 28

Wechseln sie ihre Position auf die gegenüberliegende Seite ihres Patienten und wiederhohlen sie diese beiden Übungen auf die selbe Weise und in gleicher Reihenfolge / Stärke.

Zur nächsten Übung stehen sie auf. Veranlassen sie ihren Patienten das rechte Bein gestreckt zu lassen und das linke Bein abgewinkelt gerade über das rechte zu legen, so daß sich Knöchel und Kniescheibe lateral berühren. Während sie das gestreckte Bein anheben und senkrecht stellen sagen sie ihrem Patienten, daß das gestreckte Bein durchgedrückt bleiben muß. Nun stellen sie ihren linken Fuß so nahe an das gestreckte Bein, daß es bequem anliegt. Fixieren sie den Fuß mit ihrer rechten Hand in Knöchelhöhe. Als nächstes benützen sie ihren Ellbogen zur Massage. Dazu winkeln sie ihn ab, drücken ihn nach unten auf einen der drei Punkte der Fußsohlenmittellinie; vorne an der Zehenwurzel, Mitte Fuß und hinten kurz vor der Ferse. Um das „ziehen" des Punktes zu erreichen, bleiben sie auf dem Punkt. Bei gleichem Druck verändern sie den Armwinkel (er wird größer) indem sie den Unterarm nach außen-unten drücken. "Begehen" sie die Linie zwei- bis dreimal.

Diese Übung wird wie alle anderen auch auf der gegenüberliegenden Seite wiederholt : (Bild unten).

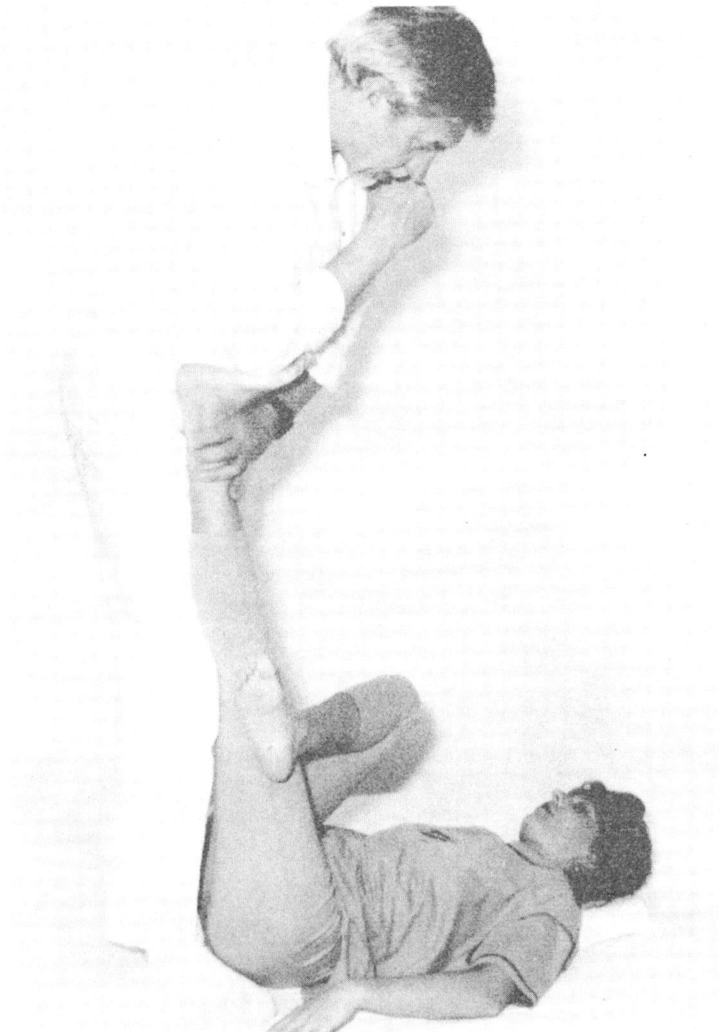

Bild 29

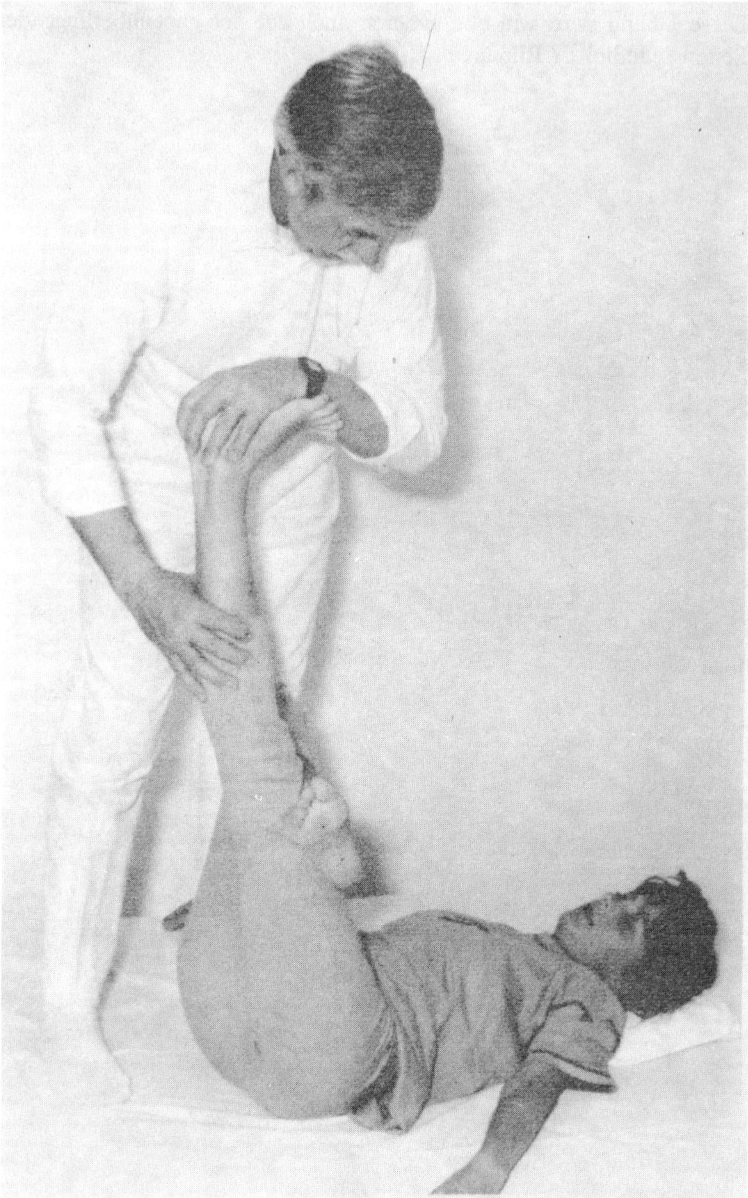

Bild 30

Der Einfachheit halber können sie das linke gestreckte Bein ihres Patienten gleich in der Hand behalten um die nächste Übung zu machen. Sie stellen sich aber so, daß sie mit ihrem linken Knie das abgewinkelte

Bein ihres Patienten etwas fixieren. Es ist wichtig, daß das Bein des Patienten durchgedrückt bleibt. Nun umfassen sie mit ihrer linken Hand die Ferse des Patienten, ihr Unterarm ruht auf der Fußsohle. Kräftig festhalten und den Arm nach unten drücken, wäh-rend ihre rechte Hand das gestreckte Bein fixieren hilft. Dies wieder-holen sie ein bis zwei mal, dann wechseln sie die Seite und wieder-holen diese Übung mit dem rechten Bein des Patienten.

Der Patient bleibt auf dem Rücken liegen.
Lassen sie dem Patient die Beine zum Bauch hin anwinkeln. Nun überkreuzen sie die Beine des Patienten am Fußgelenk. Stehen sie ganz nahe am Körper des Patienten, so daß sie seine Fußrücken rechts und links unterhalb ihrer Knie berühren ***(siehe Bild 31 nächste Übung).*** Gehen sie dazu leicht in die Knie. Stützen sie sich mit ihren Händen kurz unterhalb der Knie ihres Patienten. Verlagern sie ihr Gewicht langsam auf den Patienten. Am Ende des Vorganges den Druck kurz erhöhen und wieder in Ausgangsstellung gehen. Nun kreuzen sie die Beine so, daß der Fuß, welcher unter dem anderen lag, nach oben zu liegen kommt und wiederholen diese oben beschriebene Übung.

Haben sie die vorangegangene Übung beendet, sagen sie ihrem Patienten er soll ihnen die Hände entgegenstrecken. Sie tun das selbe und umfassen dessen Hände fest am Handgelenk, während ihr Patient ihre Hände auf die selbe Weise umfaßt. Wenn die Griffe fest sitzen, ziehen sie den Patienten hoch, so weit es geht. ***(Bild 31 nächste Seite)*** Bleiben sie stehen und verlagern sie ihr Gewicht nach hinten. Arbeiten sie, wenn immer möglich mit gestreckten Armen. Nun das Ganze wieder zurück, bis der Patient wieder auf der Unterlage liegt. Wieder-holen sie diese Übung dreimal.

Am Ende der dritten Wiederholung lassen sie ihren Patienten aber nicht wieder zurücksinken, sondern bringen ihn in aufrechte Haltung des Oberkörpers, während sie mit ihren Füßen so weit zurückweichen daß der Patient mit gekreuzten Beinen vor ihnen sitzt. Falls ihr Patient nicht mit gekreuzten Beinen sitzen kann, lassen sie ihn die Beine strecken.

Sitzt ihr Patient sicher, lassen sie ihn los und knien hinter ihn, um seine Hals- und Schulterpartie zu massieren.

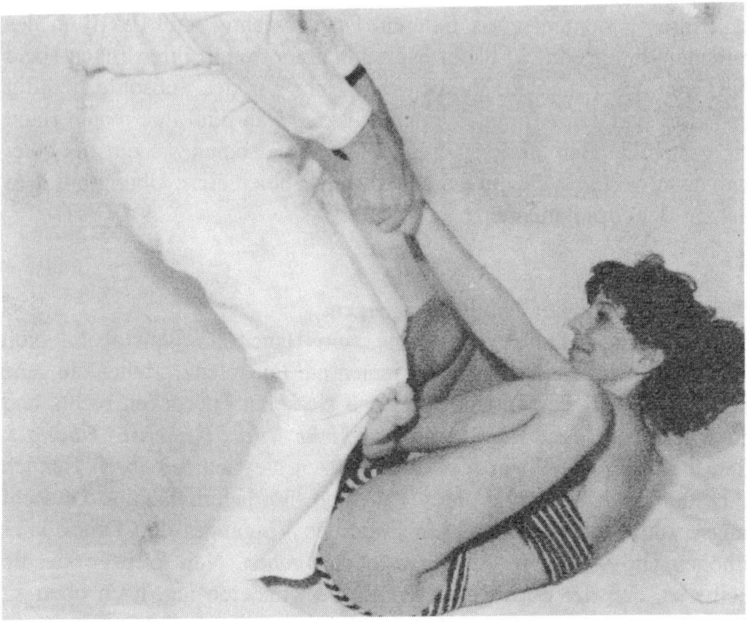

Bild 31

HALS - SCHULTER - LINIEN

LINIE 1 beginnt seitlich (lateral) am Mastoid-Warzenfortsatz, führt zum Rand des Trapezmuskels (M.trapezius), folgt diesem bis zu dem Punkt, wo sich Schlüsselbein (Clavicula) und Schulterhöhe (Acromion) treffen (Articulatio acromio-clavicularis).

LINIE 2 beginnt ebenfalls am Mastoid, ein Fingerbreit neben Linie 1 (zur Halswirbelsäule hin) und endet am selben Punkt wie Linie 1.

LINIE 3 beginnt ebenfalls am Mastoid, ein Fingerbreit neben Linie 2, geht seitlich der Halswirbelsäule bis ungefähr zum 7. Halswirbel, macht dann einen Bogen zum Schulterblattwinkel, umfährt dieses bis zu dem Punkt, wo sich Schulterblatt und Oberarmknochengelenk treffen.

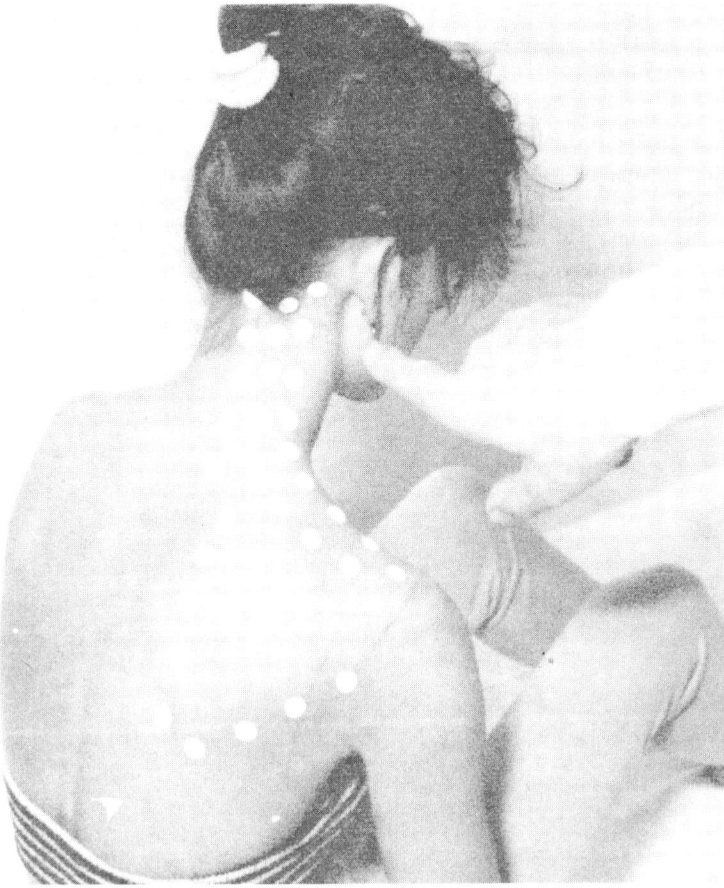

Bild 32

Jede Linie wird zweimal bearbeitet. Wenn sie die rechte Seite massiert haben, beginnen sie wie gehabt mit der linken Seite und massieren LINIE 1, 2 und 3.

Zur nächsten Übung veranlassen sie den Patienten seine Hände hinter dem Nacken fest zusammenzuhalten. *Wenn sie den Patienten nach links drehen wollen, siehe Bild 33*, setzen sie sich so weit hinter den Patienten, daß sie mit ihren Knien den rechten Oberschenkel in Körpernähe festhalten können.
Nun schieben sie ihre Handrücken unter die Achselhöhlen, schieben ihre Hände soweit vor, bis sie die Unterarme zu fassen kriegen, - festhalten.
Jetzt drehen sie den Oberkörper ihres Patienten nach links. Schön langsam, soweit es geht - und wieder zurück in Ausgangsstellung.
Lassen sie ihren Patienten los und begeben sie sich zur anderen Körperseite, um die ganze Übung von dieser Seite zu wiederholen nach (rechts drehen).

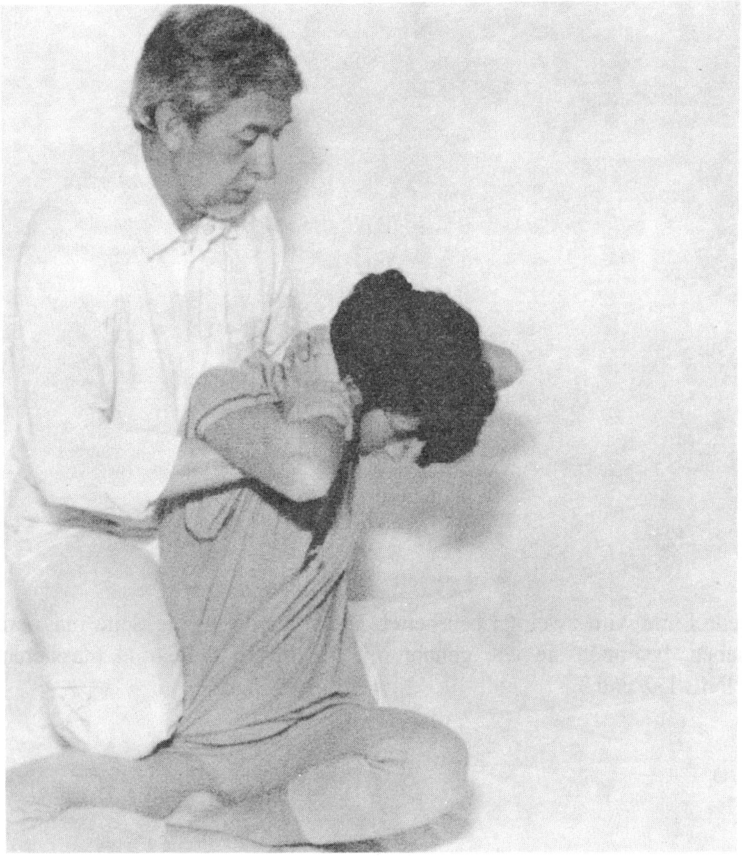

Bild 33

Um die nächste Übung auszuführen knien sie links, seitlich des Patienten.

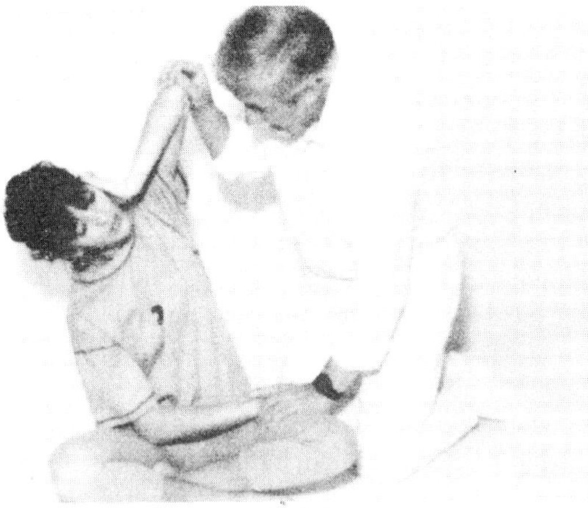

Bild 34

Legen sie dessen Hand an die Kinnpartie, Finger nach hinten. Die rechte Hand liegt auf dem linken Oberschenkel (Bild 34). Sie fixieren die Hand des Patienten auf dessen Oberschenkel mit ihrer linken Hand. Mit ihrer rechten Hand fassen sie den Ellbogen, vom Oberarm her gesehen und drücken diesen nach oben und gegen den Kopf. Biegen sie den Patienten zur Seite, soweit wie möglich und gehen wieder in Ausgangsstellung zurück. Nun knien sie auf die rechte Seite des Patienten und machen die selbe Übung mit ihm.

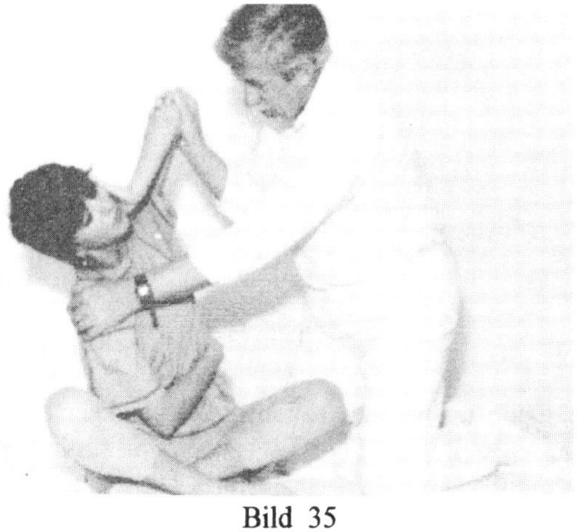

Bild 35

Auf Abbildung 35 sehen sie eine, der vorangegangenen ähnlichen Übung. Um diese Übung auszuführen, knien sie wieder links, seitlich vom sitzenden Patienten. Fixieren sie mit ihrem rechten Knie den Körper des Patienten (wieauf Bild 33). Legen sie ihm seine linke Hand an die Kinnpartie, Finger nach hinten. Seine rechte Hand ruht nicht auf dem Oberschenkel, sondern er hält sich am Brustkorb fest. Sie fassen wieder mit ihrer rechten Hand den Ellbogen des Patienten und drücken gegen den Kopf, während ihre linke Hand den Patienten an der Schulter faßt um die seitliche Biegung zu unterstützen. Biegen sie ihren Patienten so weit als möglich zur Seite und wieder zurück in Ausgangsstellung. Wiederholen sie diese Übung auf der rechten Seite.

Zu dieser Übung treten sie hinter den Patienten und knien im „Japanischen Stil", etwas seitlich, hinter ihn.(Bild 36)

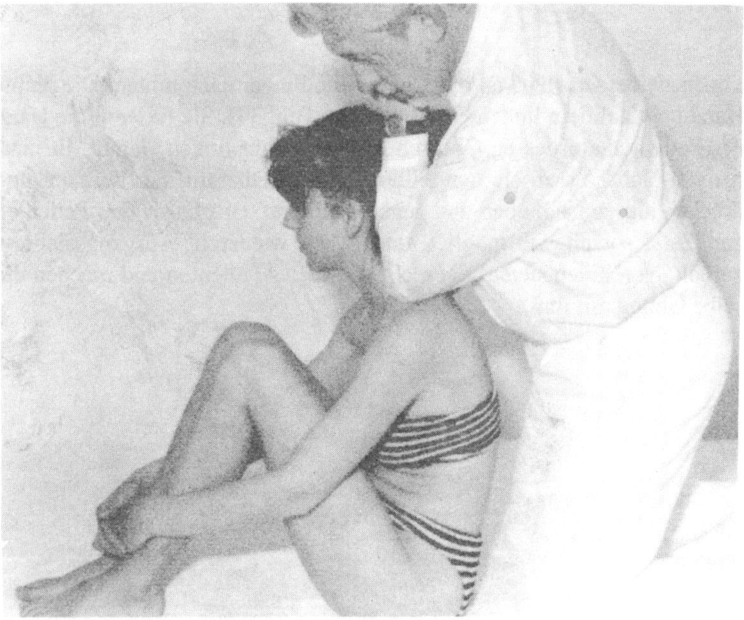

Bild 36

Richten sie sich bis zu den Knien auf. Verzahnen sie ihre Finger so ineinander, daß sich ihre Finger gegenseitig gut festhalten lassen. Legen sie ihre Handflächen leicht aneinander. Mit dem *linken Unter-arm* drücken sie seitlich gegen den Hals-Kopf-Bereich in Höhe des Mastoids (Warzenfortsatz) und mit dem *rechten Unterarm* bearbeiten sie

gleichzeitig die Schulterhöhe bis zum Halsansatz an drei bis vier Punkten, mindestens zweimal.
Nachdem sie die rechte Seite massiert haben, tun sie genau das selbe mit der linken.

Nicht vergessen :

- Alles langsam.
-
- Jeden Punkt mindestens drei Sekunden drücken.
-
- Achten sie bei der oben beschriebenen Übung darauf,daß genügend Spannung zwischen Kopf und Schulterbereich entsteht.
  Aber das regulieren sie ja mit ihren Unterarmen.

- Falls ihr Patient mit gekreuzten Beinen saß, lasen sie ihn die Beine strecken.
-
- Danach veranlassen sie ihn seine Hände fest hinter dem Nacken zusammenzuhalten.

Nun fassen sie die Oberarme kurz nach der Achselhöhle, wie abgebildet. Ihre Knie stellen sie so, daß diese **beide Rückenlinien 2** in Höhe des unteren Teils des Schulterblattes gegen die Muskulatur drücken - siehe Bild 37.

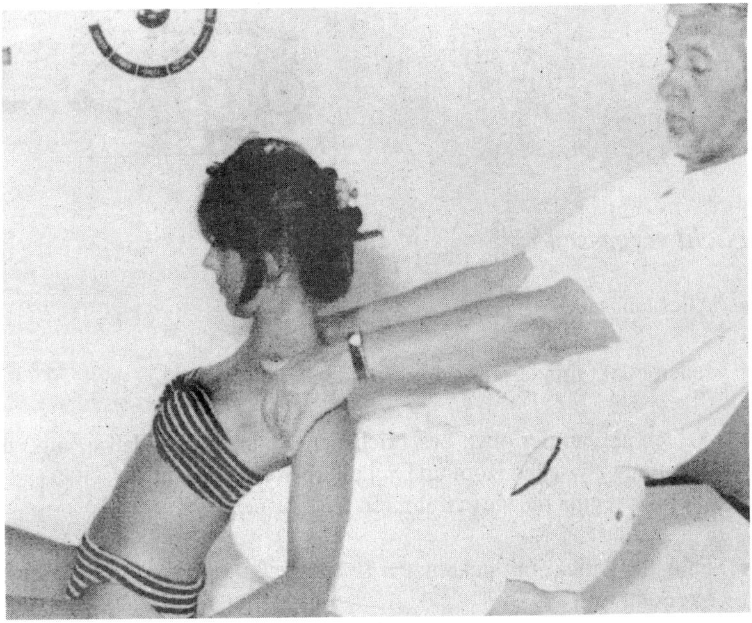

Bild 37

Ihre Füße stellen sie etwas nach außen und zum Gesäß.
Jetzt ziehen sie ihren Patienten so fest nach hinten, daß sein Rücken auf ihren Knien liegt. Bild 38 nächste Seite.
Um das zu erreichen, verlagern sie ihr Körpergewicht ebenfalls nach hinten.
Dann lassen sie den Patienten wieder zurücksinken bis er wieder sitzt und platzieren sie ihre Knie auf den nächsten Punkt drei bis vier Fingerbreit unterhalb des ersten Punktes auf der *2. Rückenlinie.*

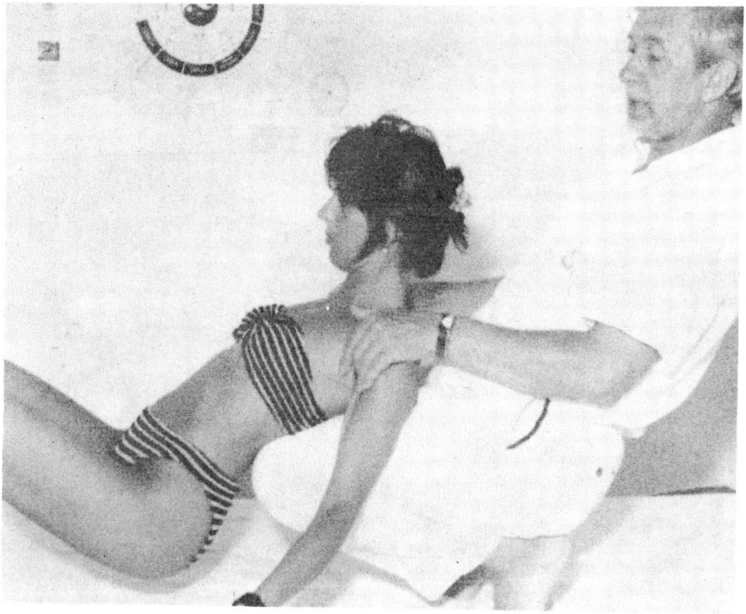

Bild 38

Den Patienten wieder zurücksinken lassen und den nächsten Punkt auf gleiche Weise bearbeiten.

Nächste Übung :
(Bild 39)

Nun sitzt ihr Patient wieder, immer noch mit gestreckten Beinen. Lassen sie ihn seine Hände Richtung Füße strecken und seinen Ober-körper, so gut es geht, nach vorne beugen.
Sie sitzen wie üblich im „Japanischen Stil“ hinter ihrem Patienten und verlagern ihr Gewicht so, daß sie mit ihren Handballen **beide Rückenlinien 2** gleichzeitig rauf und runter „begehen“ können.

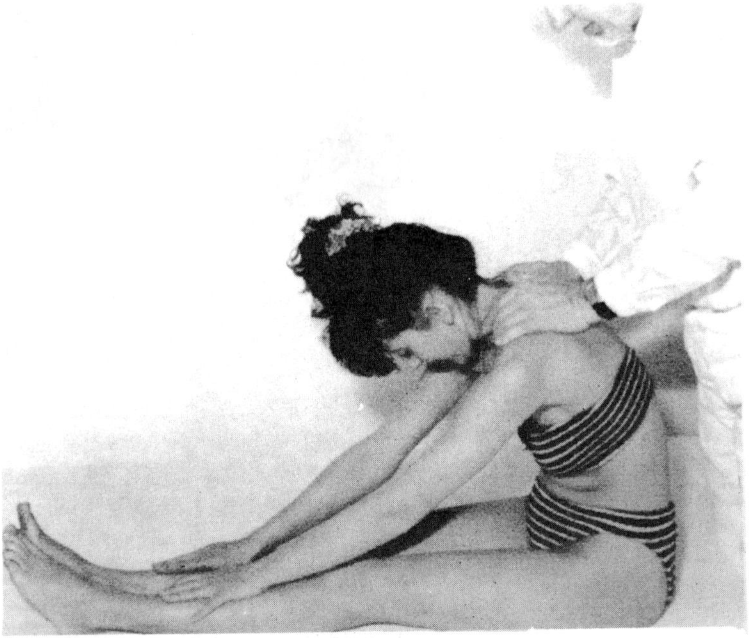

Bild 39

Für die beiden nächsten Übungen nimmt der Patient eine sitzende Haltung mit gestreckten Beinen ein und stützt sich mit den Händen nach hinten ab.

Sitzen sie im vorgeschriebenen Stil vor die Füße des Patienten. Fassen sie gleichzeitig beide Fußrücken und biegen sie diese Richtung Unterlage. Dann Druck kurz erhöhen und lockerlassen. Jetzt legen sie die beiden vorderen Teile der Füße übereinander, so daß zuerst der rechte Fuß nach unten zu liegen kommt und drücken wieder beide Richtung Unterlage. Am Ende den Druck kurz erhöhen und locker-lassen. Nun wechseln sie die Füße so, daß der linke Fuß nach unten kommt. Wieder beide Richtung Unterlage drücken, Druck kurz erhöhen und lockerlassen (Bild 40 nächste Seite).

In der nächsten Übung werden die Füße nicht Richtung Unterlage sondern Richtung Körper gedrückt. Dazu umfassen sie deren Zehen an beiden Füßen so, das ihre Handflächen auf den vorderen Teil der Fußsohlen drücken können. Die Füße festhalten und kräftig gegen den Körper drücken. Dabei muß der Patient die Beine gestreckt halten. Am

Ende den Druck wieder kurz erhöhen und loslassen - siehe Bild 41.

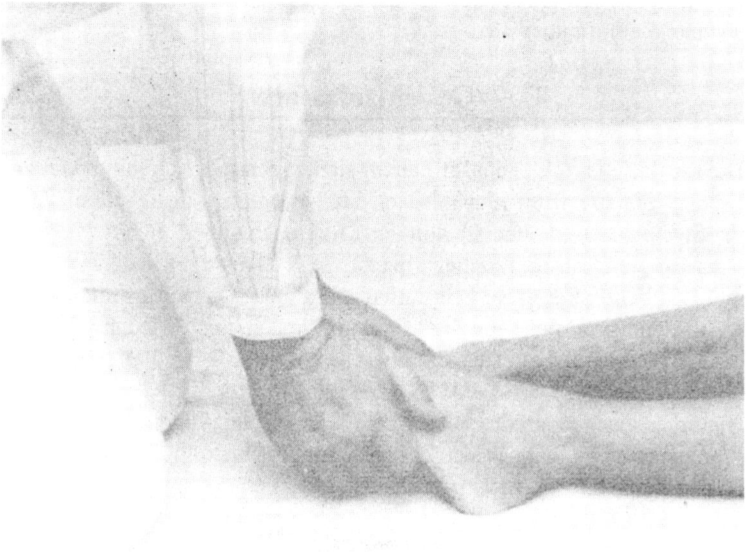

Bild 40

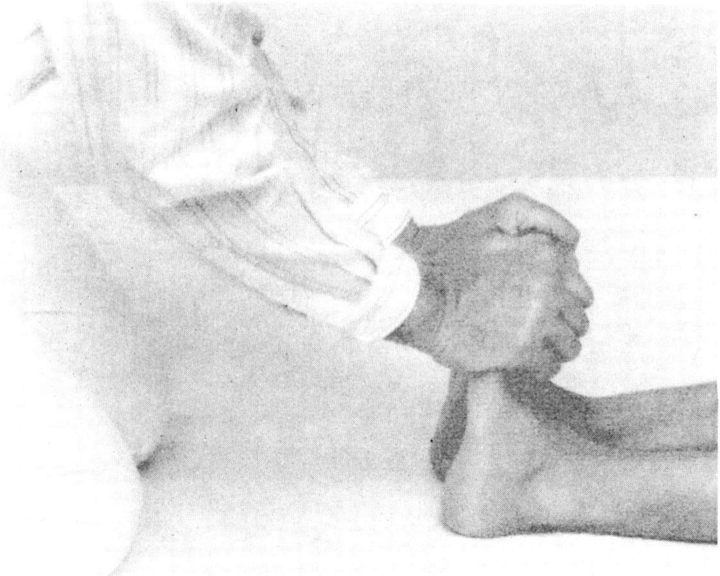

Bild 41

Mit diesem letzten Druck auf die Fußsohlen können sie die Ganzkörpermassage abschließen. Ich empfehle ihnen aber, diese mit einer Gesichtsmassage zu beenden, da dies als sehr angenehm und entspannend empfunden wird.

Gesichtsmassage

Die sanfteste ist folgende: Ihr Patient sitzt, wenn möglich mit gekreuzten Beinen. Sie sitzen im „Japanischen Stil" vor ihm. Zuerst massieren sie die Stirnpartie. Arbeiten sie von der Mitte nach außen. Benützen sie die Daumen gleichzeitig. Machen sie erst kleine Kreise mit leichtem Druck und bearbeiten sie diese Stirnlinien mehrmals. Danach „streichen" sie auf diesen Stirnlinien von der Mitte nach außen, auch wieder mehrmals. Als nächstes streicheln sie sanft über die Augen.
Aber Vorsicht! ***Kontaktlinsen müssen raus.***
Hinterher machen sie die selben Striche unter den Augen. Jetzt über die Wangenknochen, danach von der Kinnmitte rechts und links entlang des Kieferknochens.
Benützen sie hierbei nur ihre Fingerspitzen und massieren sie mit sanften, kreisenden Bewegungen den Punkt über den Kieferwinkeln, vor den Ohren mehrmals. Siehe Bild 42.

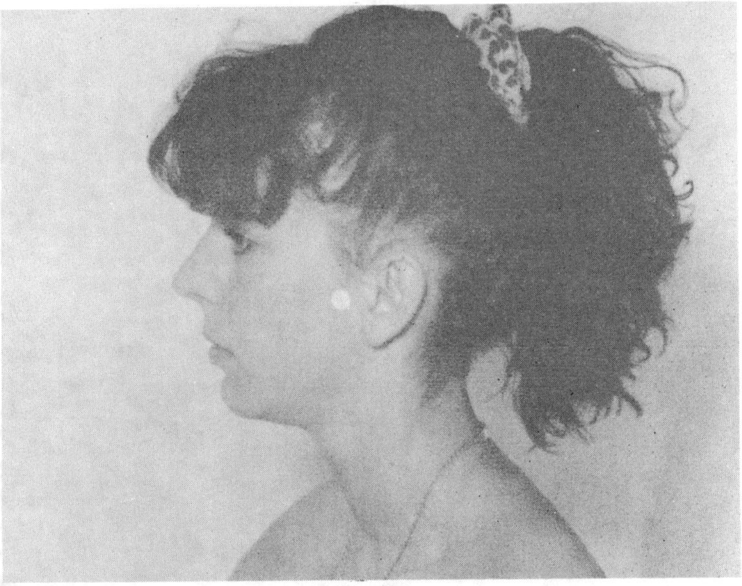

Bild 42

Als nächstes massieren sie beide Ohren zwischen Daumen und

Fingern. Bevor sie die Ohren loslassen, streichen sie vor den Ohren in kurzen Strichen zum Ohr hin.Zum Abschluß pressen sie mit den Handballen kräftig auf jede Ohrmuschel. Pressen sie bis zu zehn Minuten. Dann ziehen sie ihre Hände gleichzeitig und plötzlich von den Ohren weg, so daß ein Plop-Gefühl entsteht.
Verneigen sie sich mit einem Lächeln vor ihrem Patienten und bedanken sie sich in Gedanken, daß sie ihn „behandeln" durften.

Wenn sie sich aber für die weniger sanfte Art entscheiden, knien oder stehen sie hinter ihrem Patienten. *-Siehe Bild 43 unten.*
Beginnen sie zwei Fingerbreit über den Augenbrauen in der Stirnmitte. Benützen sie den Zeige-oder Mittelfinger und drücken ihn gegen die Stirn. Nun ziehen sie beide Finger gleichzeitig unter Druck nach außen "beschreiten" eine Linie über und hinter dem Ohr nach unten. Über dem Warzenfortsatz und dem Hals hinunter lassen sie den Druck aus-laufen. Der Druck sollte spürbar aber immer angenehm empfunden werden. Auf keinen Fall sollte es schmerzhaft sein.

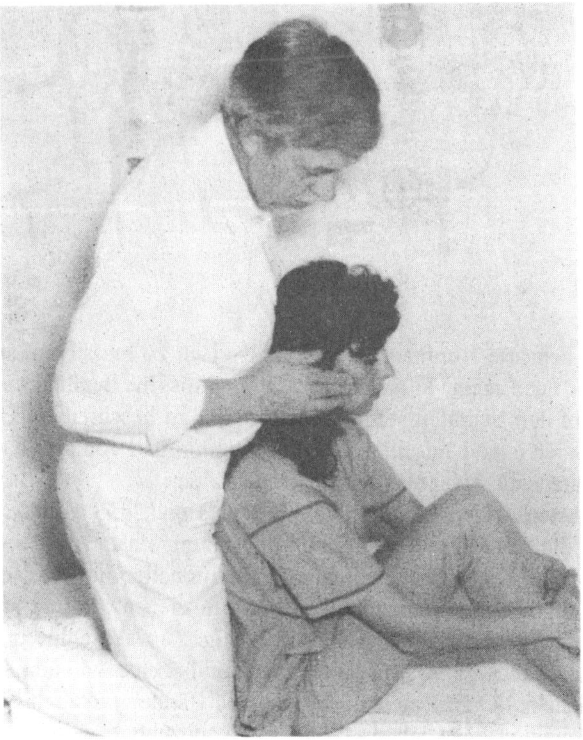

Bild 43

Die zweite Linie beginnt ein Fingerbreit unterhalb der ersten Linie, verschmilzt über dem Ohr mit dieser und endet im gleichen Punkt. Als nächstes starten sie seitlich der Nase, unterfahren den Wangen-knochen, streichen vor den Ohren hoch, über und hinter dem Ohr wieder nach unten und wie vorher auslaufen lassen. Den nächsten Schritt beginnen sie unterhalb der Nasenwurzel, ziehen ihn seitlich nach außen, am Rande der Wangenknochen nach oben, weiter vor dem Ohr, über dem Ohr und hinter dem Ohr nach unten und wieder aus-laufen lassen.
Nun ziehen sie von der Kinnlinie die Linie am Unterkieferknochen entlang, fahren vor den Ohren hoch, oberhalb und hinter dem Ohr den Hals hinunter wie vorher auch.

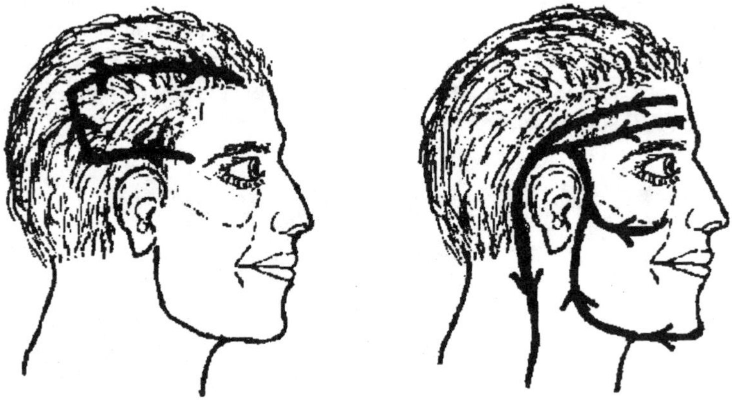

Bild 44

Um die behaarte Kopfhaut in kleinen Kreisen zu massieren, stehen sie auf, oder auch nicht, je nach Größenverhältnissen. Beginnen sie kleine Kreise an den Schläfen seitlich nach hinten zu beschreiben. Über dem Ohr massieren sie beidseitig zur Kopfmitte hin und von dort nach vorne zum Haaransatz. Zwei bis dreimal wiederholen.
Die nächsten beiden Linien beginnen rechts und links von dem Punkt, wo sich die Kopfnähte treffen und vor bis zum Haaransatz. Sie können wieder kleine Kreise beschreiben, aber traditioneller dürfte es sein, wenn sie die Punkte drücken und dann nach außen"ziehen". Immer mit beiden Daumen gleichzeitig arbeiten und nie hastig. Zum Abschluß pressen sie mit den Handballen zwischen zwei und zehn Minuten auf die Ohrmuscheln. Dann ziehen sie beide Hände plötzlich von den Ohrmuscheln weg, so daß ein Plop-Gefühl entsteht.

Sollten sie einen Kurs in traditioneller Thai-Massage machen, werden sie feststellen, daß es noch eine Menge an Übungen gibt, welche sich in die Massage einfügen lassen. Anschließend sind noch einige davon beschrieben. Aber es ist, wie wenn man ein Instrument zu spielen erlernt. Erst müssen die Grundakkorde sitzen und bei fleißigem Training erweitert sich das Wissen und die Fingerfertigkeiten fast zwangsläufig.

ÜBUNGEN ZUM EINFLECHTEN

PATIENT IN RÜCKENLAGE

Diese **1. Übung** wird sehr gerne eingeflochten und ist fester Bestandteil vieler Masseure im Wat Po.
Setzen sie sich, wie auf den Abbildungen zu sehen ist so, daß sie das linke Bein ihres Patienten bequem über ihr rechtes Bein legen und es mit ihrem Fuß fixieren. Beide Beine kurz vor dem Knöchel fest um-fassen. Das Bein des Patienten ist nach außen gewinkelt. Unterteilen sie den Oberschenkel in drei oder vier Teile und massieren sie ihn mit ihrer Fußsohle an diesen drei oder vier Punkten.
Dazu winkeln sie ihr linkes Bein erst ab, ziehen das Bein ihres Patienten etwas zu sich und drücken ihr Bein durch. Mit der Zugkraft ihres linken Armes können sie den Druck auf den zu behandelnden Oberschenkel sehr gut regulieren. Diese Übung wird ein- bis mehrmals wiederholt und das auf beiden Seiten.

Bild 45

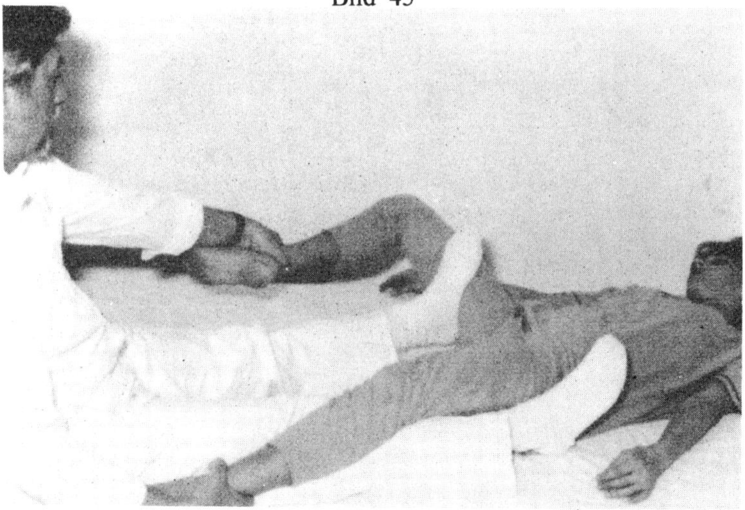

2. Übung

Diese Übung ist der, der zuvor beschriebenen ähnlich. Der Unterschied liegt darin, daß der Oberschenkel des Patienten senkrecht gestellt wird. Das Knie ist angewinkelt. Umfassen sie den Knöchel des Fußes mit beiden Händen. Bringen sie ihren Fuß zur Massage in die richtige Position. Nun verlagern sie das Gewicht ihres Oberkörpers nach hinten. Währ-end ihre Hände ziehen, drückt ihr Fuß gegen den Massagepunkt. Teilen sie den Oberschenkel in drei oder vier Massage-Punkte ein. Diese Übung wird mindesten einmal wiederholt.

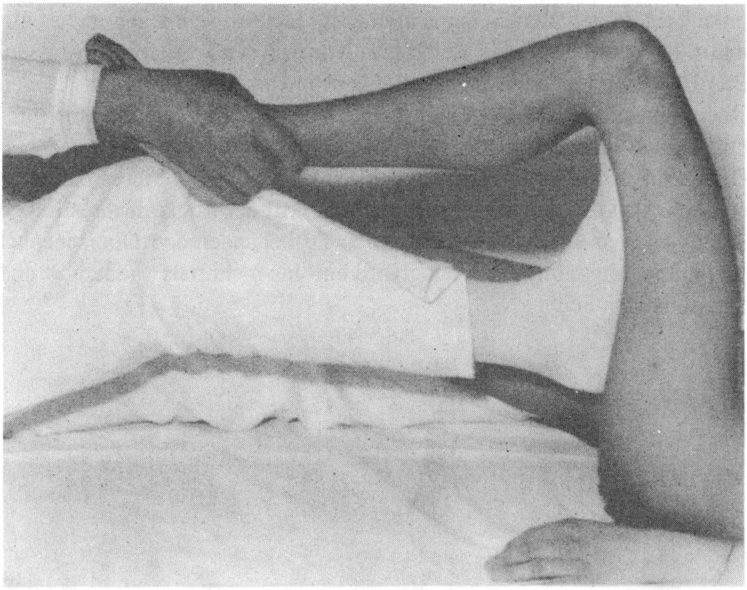

Bild 46

3. Übung

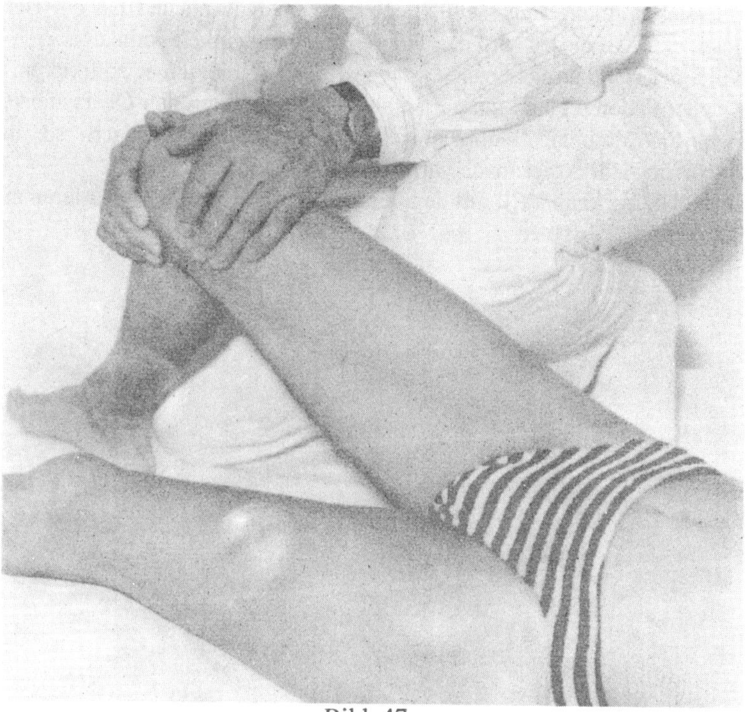

Bild 47

Der Patient befindet sich in Rückenlage und hat ein Bein gestreckt, daß andere Bein ist angewinkelt.
Knien sie auf einem Bein und benützen sie das Knie des anderen Beines zur Massage. Umfassen sie das Knie ihres Patienten mit beiden Händen. Ziehen sie das Knie leicht zu sich heran, während sie mit ihrem Knie Druck auf die zu massierende Stelle ausüben. Am Ober-schenkel massieren sie drei Punkte und am Unterschenkel zwei Punkte.

4. Übung

Bei dieser Übung liegt der Patient auf dem Rücken und hat ein Bein gestreckt. Auf dieses wird das andere Bein angewinkelt aufgelegt.
Mit einer Hand umfassen sie das angewinkelte Knie, um es zu fixieren.
Mit der anderen Hand massieren sie an drei Punkten den Oberschenkel zwei bis- dreimal. Benützen sie den Handballen. Verlagern sie ihr Körpergewicht dosiert nach vorne in den Handballen.
Diese Übung kann auch mit dem Knie ausgeführt werden. Massieren sie beide Beine.

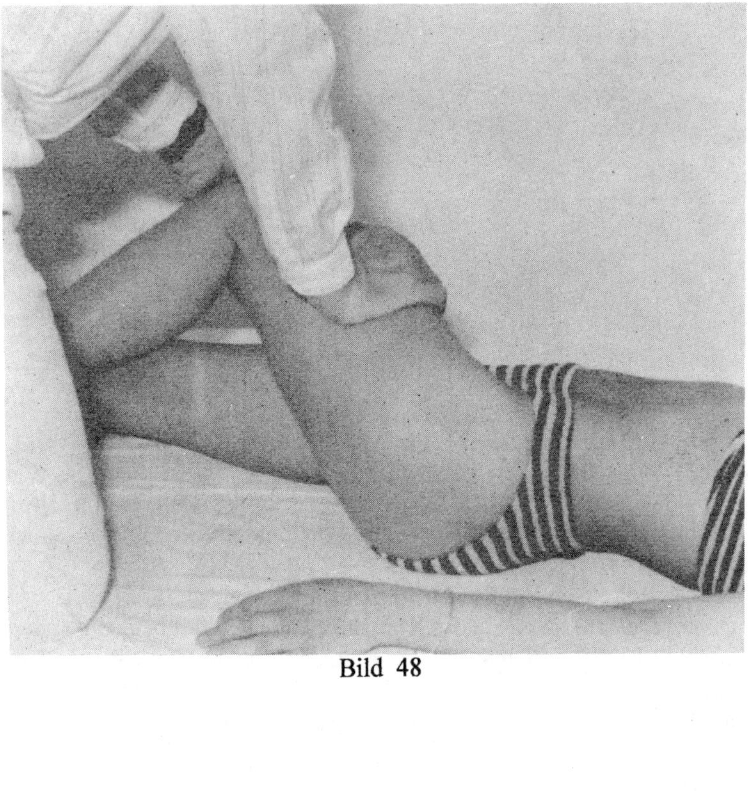

Bild 48

Bauchmassage

Dem *Bauch* sei ein extra Kapitel gewidmet.
Er ist es, der uns ernährt, der unseren Körper und die Seele mit Energie versorgt, und somit unserem Geist eine Wohnung bietet.
Alle Hauptenergielinien, in Thai „Sen“ genannt, sind im Bauch zu finden. Der geübte Masseur benützt diese Punkte auch zur Diagnose und selbstverständlich zur Therapie.
Durch unsere Lebensweise und Ernährung haben sehr viele Menschen Probleme, die sich im „Bauch“ wiederfinden.

Von einer Bauchmassage bei Erkrankungen würde ich dem Laien unbedingt abraten, auch wenn in diesem Buch wichtige Punkte behandelt werden.

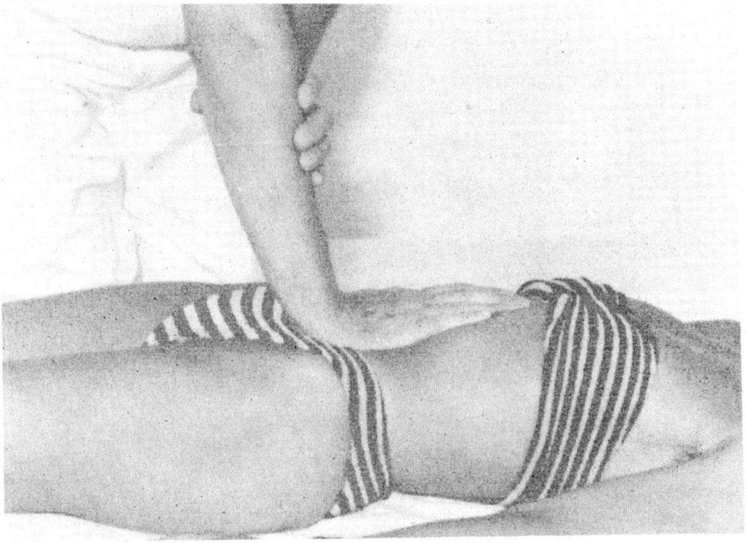

Bild 49

Machen sie zur Entspannung nur eine Massage mit der flachen Hand (Handballendruck). Legen sie ihre Hand auf das Nabelgebiet so daß ihre Finger Richtung Brustkorb gerichtet sind. Drücken sie die flache Hand vorsichtig und langsam nach unten und beobachten sie das Gesicht ihres Gegenüber. Sobald sie feststellen, daß Schmerz auftritt nicht tiefer drücken ! Sollte der Schmerz anschwellen nehmen sie den Druck langsam zurück.
Verharren sie in der für ihr Gegenüber erträglichen Position mindes-tens zehn Sekunden.

Zu der nun folgenden Übung sitzen sie seitlich ihres Gegenübers. Sitzen sie so, daß sie den Bauch gut von Hüfte zu Hüfte massieren können.

- Legen sie ihre arbeitende Hand flach und seitlich auf den Bauch.
- Nun drücken sie, mehr mit dem Handballen, aber so, daß mit der übrigen Hand der Kontakt zur Haut erhalten bleibt, den Bauch soweit auf die gegenüberliegende Seite bis ihre Fingerspitzen die Hüfte erreichen.
- Jetzt drücken sie ihre Finger geschlossen nach unten und während sie den Handballen anheben, ziehen sie die gegenüberliegende Bauchhälfte auf ihre Seite.
- Nun drücken sie wieder ihren Handballen nach unten, heben die übrige Hand wieder so an, daß diese in Hautkontakt bleibt und drücken die Bauchhälfte zur gegenüberliegenden Seite.

Sicher haben sie schon bemerkt, daß diese Bewegung eine Welle ergibt.

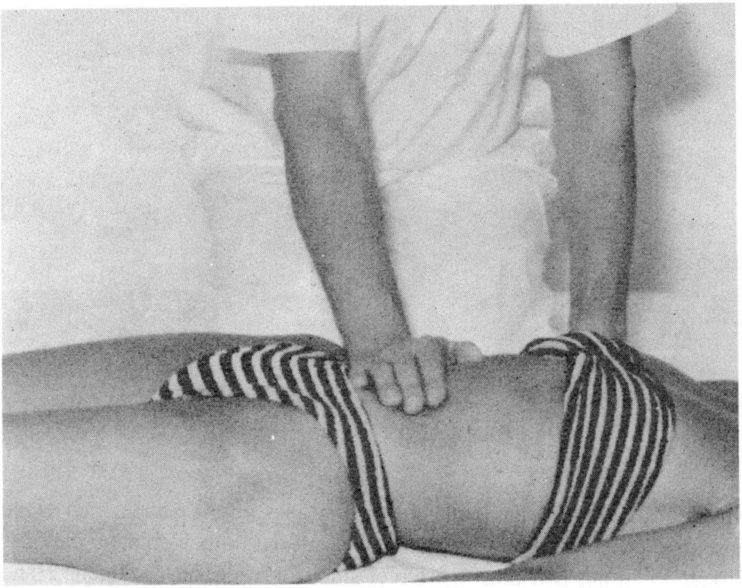

Bild 50

Diese Übung wiederholen sie mehreremale und wechseln dann auf die andere Körperseite ihres Gegenübers, um aus dieser Position diese Übung zu wiederholen.

WICHTIG:

- Lassen sie ihren „Patienten“ nie aus den Augen während sie seinen Bauch massieren. So sehen sie an seinem Gesicht, ob sie mit dem richtigen Druck arbeiten.
- Massieren sie **l a n g s a m !**
- Massieren sie **niemand** mit vollem oder krankem Bauch !
- **Keine Bauchmassage bei Schwangerschaft !**

Einige praktische Tips :

- Wenn die Spannung im Bauch bei gestreckten Beinen zu groß ist lassen sie ihren Gegenüber die Beine anwinkeln, das entspannt die Bauchdecke.

- Bei zu fester Muskulatur verstärken sie den Druck ihrer arbeitenden Hand, indem sie ihre freie Hand über diese legen und mit feinem Druck unterstützen.

Die beiden beschriebenen Bauchmassage - Übungen reichen für eine entspannende Massage völlig aus.

SEN-

MASSAGE

> TEIL 2 <

1. DIE ZEHN SEN

2. BEWÄHRTE BEHANDLUNGSKONZEPTE

Sen -

Austrittspunkte am Bauch

5 Sen **links**		**5 Sen** **rechts**
	O →	**6** Sen Sumana (3 Fingerbreit v. Nabel)
1 Sen Kalathari (2 Fingerbreit v. Nabel)	**← O**	
	(Nabel)	
2 Sen Pingkhala (2 Fingerbreit v. Nabel)	**O** **O**	**7** Sen Ittha (2 Fingerbreit v. Nabel)
3 Sen Thawari (3 Fingerbreit v. Nabel)	**O** **O**	**8** Sen Sahatsarangsi (3 Fingerbreit v. Nabel)
4 Sen Rucham **O** (4 Fingerbreit v. Nabel)	**O**	**9** Sen Chanthapusang= Lawusang (4 Fingerbreit v. Nabel)
	O→	**10** Sen Sukhumang = Nanthakrawat (1 Fingerbreit v. Nabel)
5 Sen Sikhini = Khitchanna (2 Fingerbreit v. Nabel)	**← O**	

Bei exakter Ertastung sind die Sen (Linien) spürbar.
Liegt eine Störung vor, endet die Spürbarkeit im Bereich der Störung.

Die zehn Sen

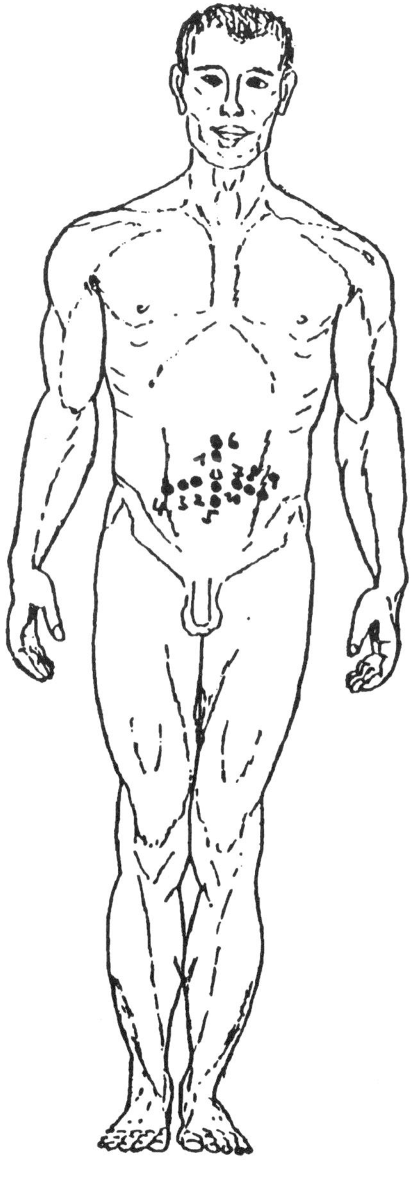

1. Sen Kalathari

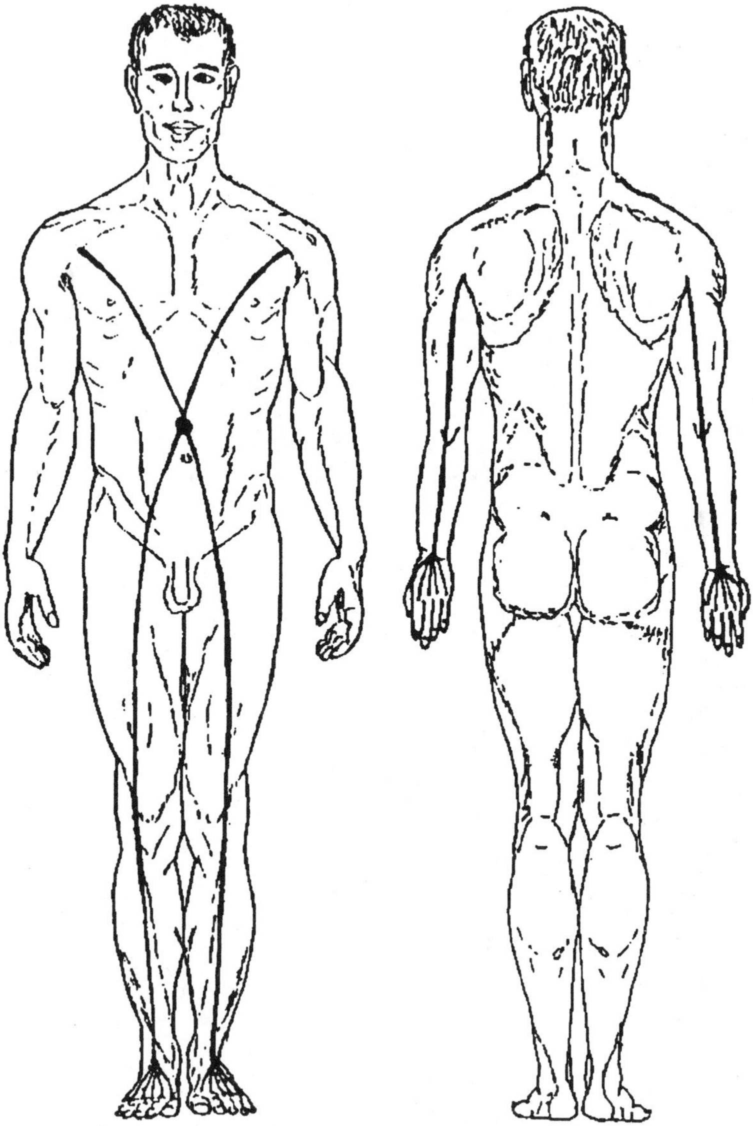

Sen Kalathari

Sen Kalathari (1 links) fängt am Bauch (= Thoong) an.
Diese gedachte Linie (= Sen) beginnt zwei cm über dem Nabel (= Sa´düh) und teilt sich nach oben und unten.

Rechts und links geht jeweils eine Linie, vorbei über den Brustwarzen (= Doiphan), zum Arm (Khän). Über die Achselhöhle (= Rakhräh) in die Arme hinunter bis in jeden Finger (= Niu).

Die beiden anderen Linien gehen nach unten, vorne über die Beine (Khah) auf beiden Seiten. Entlang der Schienbeinkante (Lam-khäng), Abstand ca. ein Fingerbreit und enden in jeder Zehe (Niu-Thao).

2. Sen Pingkhala

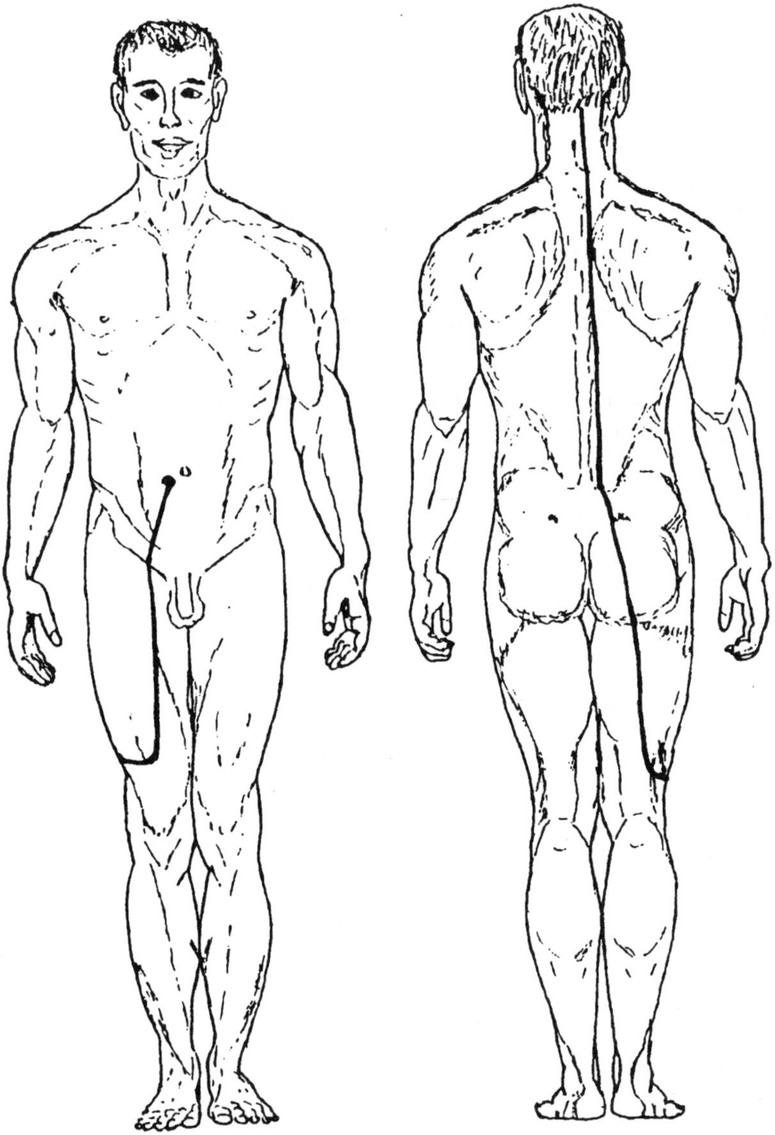

Sen Pingkhala

Sen Pingkhala (2 links) nimmt seinen Anfang am Bauch, ca. zwei Fingerbreit etwas seitlich unterhalb und rechts vom Nabel.

Die Linie geht vorbei an der Blase, an der Oberschenkel-Innenseite hinunter, macht einen Bogen oberhalb des Knies seitlich nach außen, den Oberschenkel hinauf zur Wirbelsäule und geht seitlich der Wirbelsäule und den Hals entlang nach oben, innen durch den Kopf hoch und wieder zurück nach unten. Die Linie endet unterhalb des rechten Nasenloches.

3. Sen Thawari

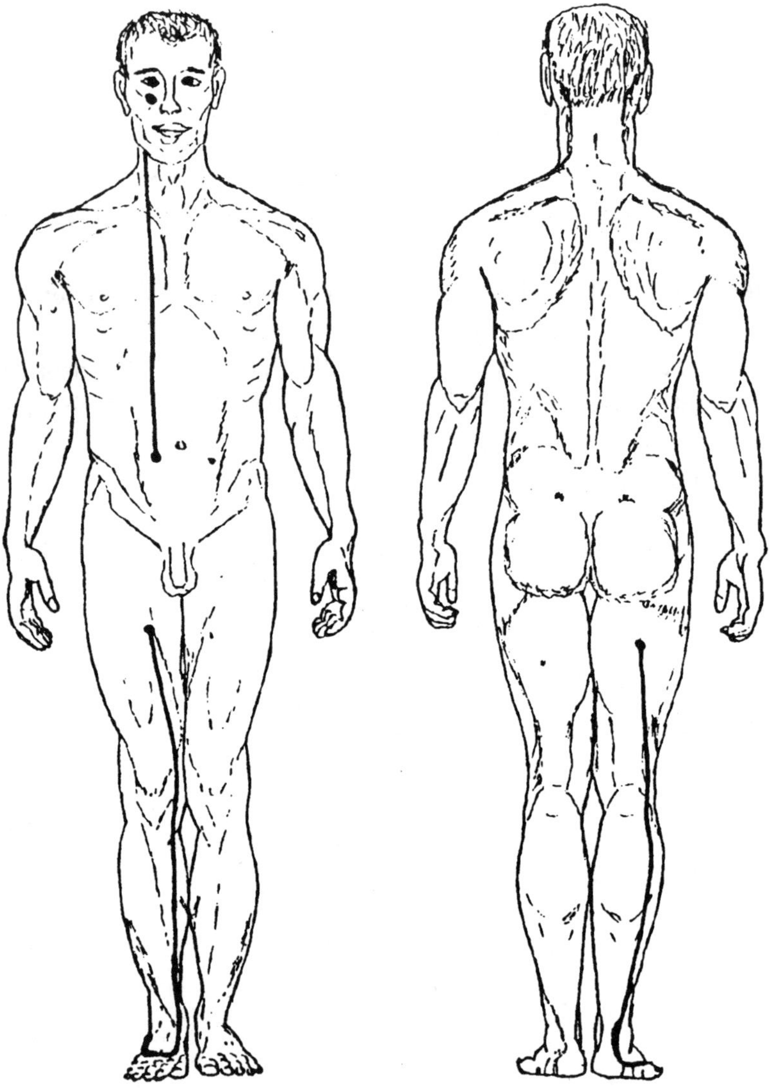

Sen Thawari

Sen Thawari (3 links) beginnt an einer Stelle am Bauch ca. drei Fingerbreit seitlich unterhalb des Nabels auf der rechten Seite.

Diese Linie geht am Bauch vorbei direkt nach unten in den rechten Oberschenkel. Von dort zum Fuß, über die Zehengrundgelenke, hinter dem Knöchel hoch, zwischen Schienbein und Wadenbein hoch bis ungefähr Oberschenkelmitte, seitlich.
Sen Thawari geht vom Ausgangspunkt drei Fingerbreit vom Nabel rechts, weiter nach oben, vorbei an der rechten Brustwarze, seitlich den Hals hinauf zu einem nach allen Seiten ausstrahlenden Punkt unterhalb des rechten Auges.

4. Sen Rucham
(Ulanka)

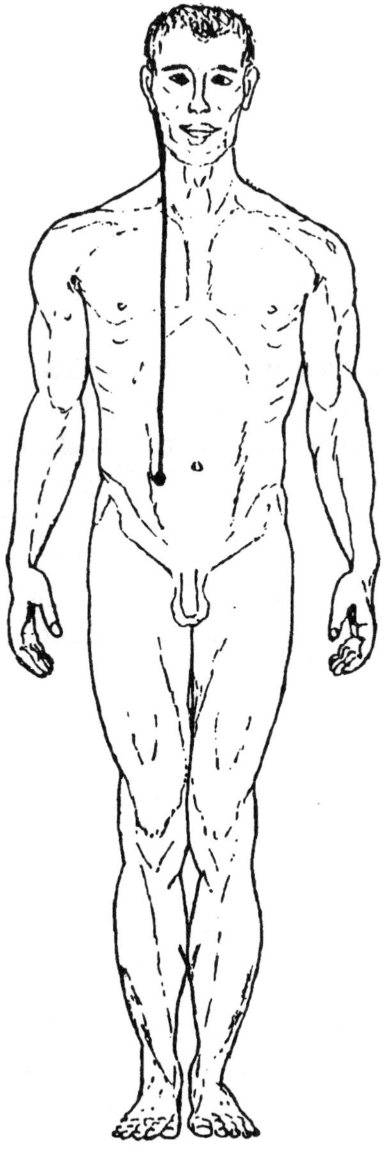

Sen Rucham (Ulanka)

Sen Rucham (4 links) beginnt an einer Stelle am Bauch ca. vier Fingerbreit rechts seitlich unterhalb des Nabels.

Diese Linie geht nach oben, vorbei an der rechten Brustwarze, den Hals hinauf zu einem Punkt am Ohr. Dieser Punkt strahlt nach allen Seiten aus.

5. Sen Sikhini
(Khitchanna)

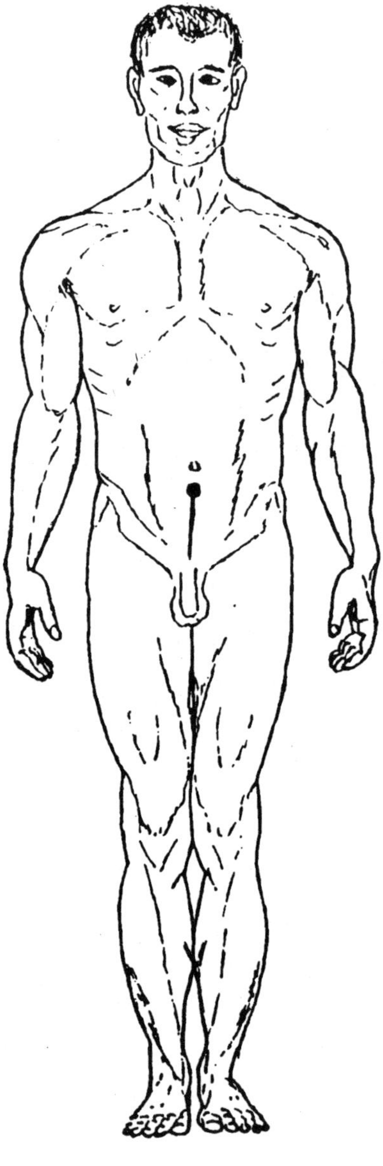

Sen Sikhini (Khitchanna)

Sen Sikhini (Punkt 5 links) nimmt seinen Anfang an einer Stelle am Bauch ca. zwei Fingerbreit direkt unterhalb des Nabels.

Diese Linie geht nach unten bis zur Blase und von dort weiter zum Penis (beziehungsweise zur Vagina).

6. Sen Sumana

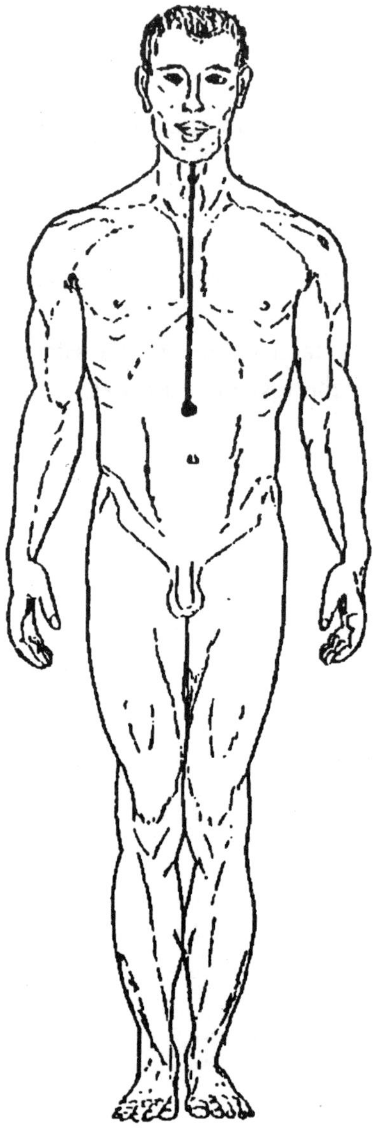

Sen Sumana

Sen Sumana (Punkt 6 rechts) hat seinen Anfang an einer Stelle am Bauch.

Die Linie beginnt drei Fingerbreit oberhalb des Nabels und geht innerhalb des Brustkorbs nach oben, den Hals hinauf und endet am Zungengrund.

7. Sen Ittha

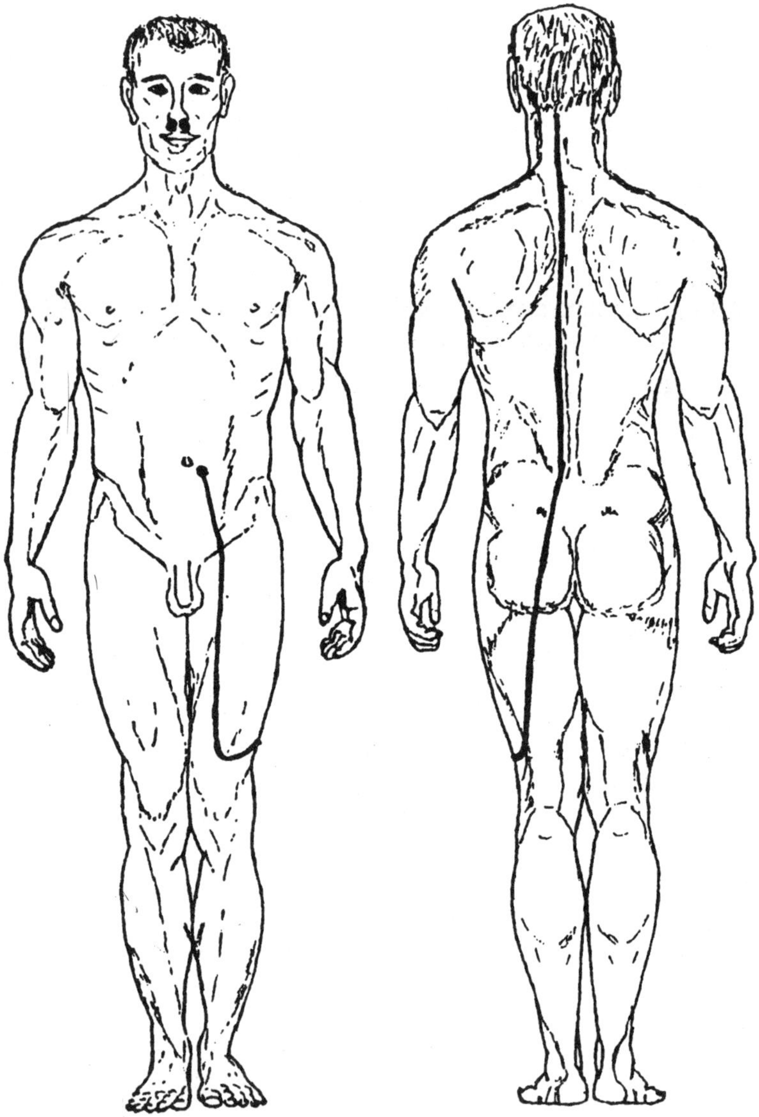

Sen Ittha

Sen Ittha (Punkt 7 rechts) hat seinen Anfang an einer Stelle am Bauch.

Die Linie beginnt zwei Fingerbreit etwas seitlich unterhalb des Nabels, geht vorbei an der Blase, an der Oberschenkel - Innenseite hinunter, macht einen Bogen oberhalb des Knies seitlich nach außen, den Oberschenkel hinauf zur Wirbelsäule und geht seitlich der Wirbelsäule und den Hals entlang nach oben, innen durch den Kopf hoch und wieder zurück nach unten und endet unterhalb des linken Nasenlochs.

8. Sen Sahatsarangsi

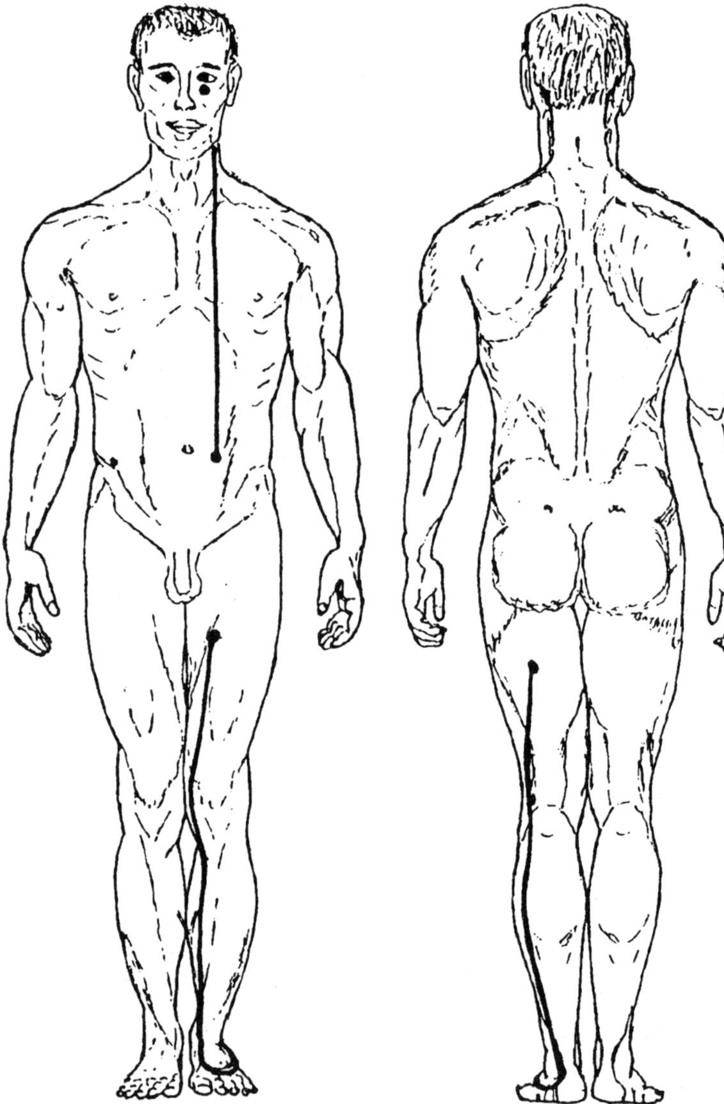

Sen Sahatsarangsi

Sen Sahatsarangsi (Punkt 8 rechts) beginnt drei Fingerbreit etwas seitlich links unterhalb des Nabels.

Diese Linie geht direkt am Bauch vorbei nach unten in den Oberschenkel links, von dort zum Fuß, über die Zehengrundgelenke, hinter dem Knöchel hoch, zwischen Schienbein und Wadenbein hoch, bis seitlich zur Oberschenkelmitte.

Der nach oben gehende Teil von Sen Sahatsarangsi (Ausgangspunkt drei Fingerbreit vom Nabel) geht vorbei an der linken Brustwarze, seitlich den Hals hinauf zu einem nach allen Seiten ausstrahlenden Punkt unterhalb des linken Auges.

9. Sen Chanthapusang (Lawusang)

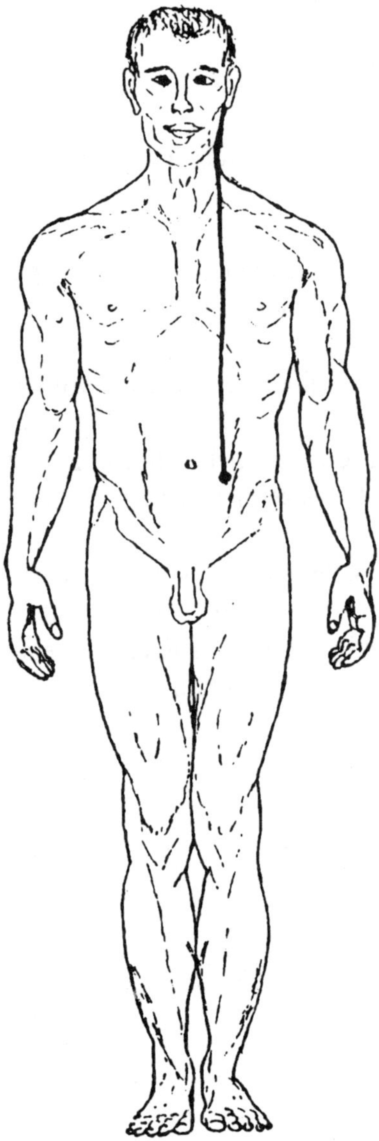

Sen Chanthapusang (Lawusang)

Sen Lawusang (Punkt 9 rechts) beginnt ca. vier Fingerbreit seitlich unterhalb des Nabels.

Diese Linie geht nach oben, vorbei an der linken Brustwarze, seitlich den Hals hinauf zum linken Ohr und strahlt von dort aus.

10. Sen Sukhumang
(Nanthakrawat)

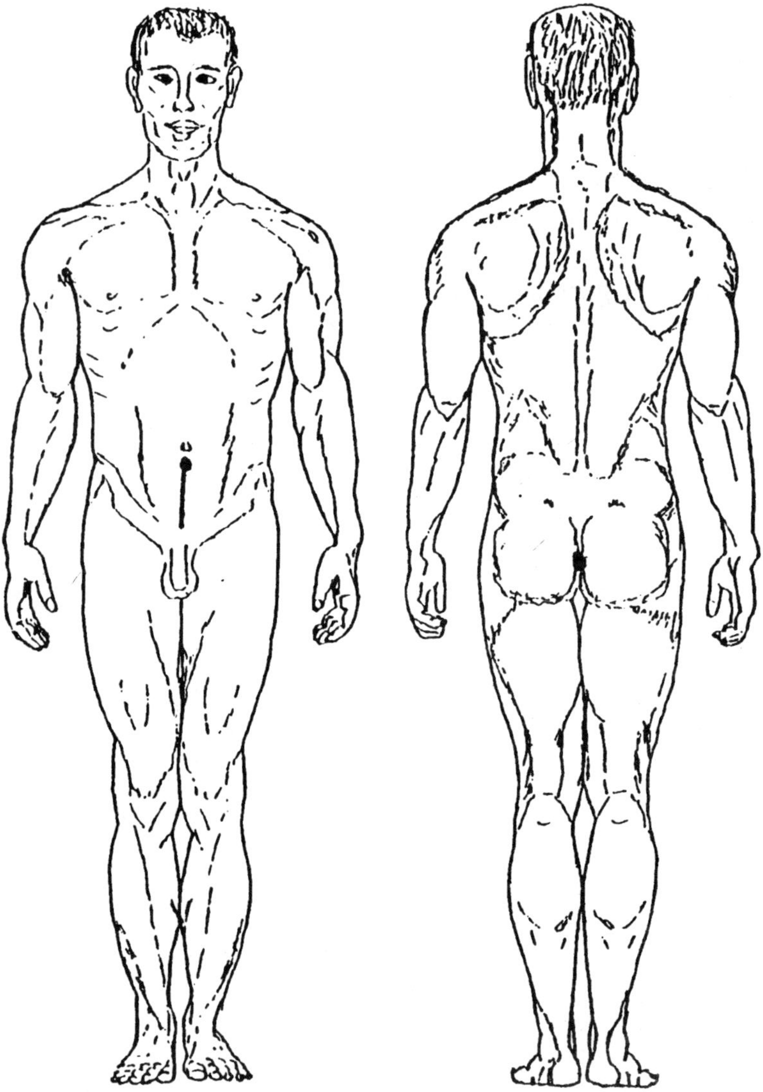

Sen Sukhumang (Nanthakrawat)

Sen Sukhumang (Punkt 10 rechts) fängt ein Fingerbreit unterhalb des Nabels an und geht gerade zu einem Punkt zwischen Anus und Blase (Damm).

2. BEWÄHRTE BEHANDLUNGSKONZEPTE

Die im folgenden Teil dargestellten Behandlungsmöglichkeiten haben sich bei richtiger Diagnose bestens bewährt.
Die Einhaltung der Reihenfolge der Punkte ist ebenso wichtig, wie die Beachtung der in Teil 1 gelernten Regeln.
Die aufgeführten Punkte sind auf Grund der unterschiedlichen Konstitutionstypen als Annäherungspunkte, bzw. als *Areal* zu verstehen. Doch sollten sie den Begriff *Areal* auf keinen Fall zu weit fassen.
Die behandlungsbedürftigsten Punkte sind auch die schmerzhaftesten und es kostet am Anfang einige Überzeugungsarbeit am Patienten, diese Schmerzen durchzustehen. Ich selbst habe dies nie bereut, da es mir danach immer besser ging.
Auch wenn ein Punkt nicht so schmerzhaft ist, oder gar nicht weh tut, muß er sorgfältig mitbehandelt werden.

Es sei hier nochmals darauf hingewiesen, daß sie in eigener Verantwortung handeln und behandeln! Belegen sie einen Kurs, wenn immer möglich, - gelernt ist gelernt.

AUGEN

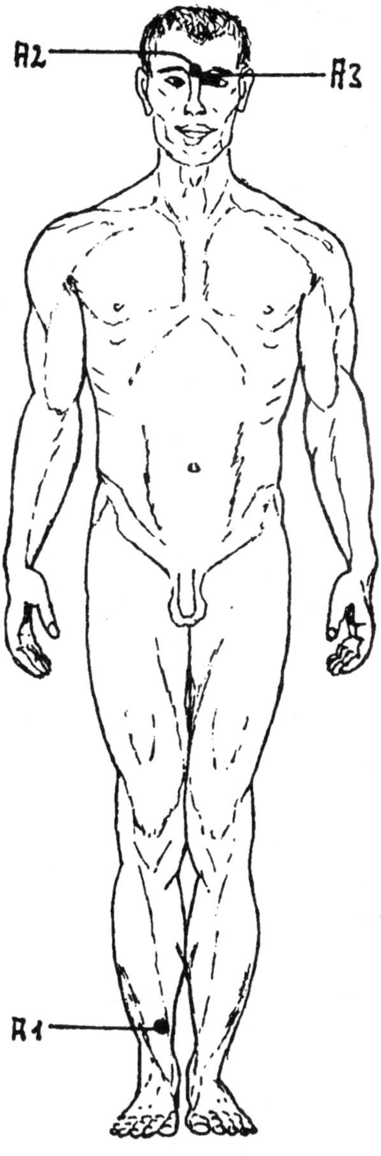

Die Punkte A 1 - A 3 haben einen Bezug zu den Augen.

Es sind die jeweils richtigen Punkte auszuwählen.
Ein Punkt der schmerzhaft ist, ist auch gestört.

Punkt A 1 ist ein Hauptaugenpunkt, aber auch die Punkte A 2 und A 3 sind wichtige Augenpunkte.

AUGEN

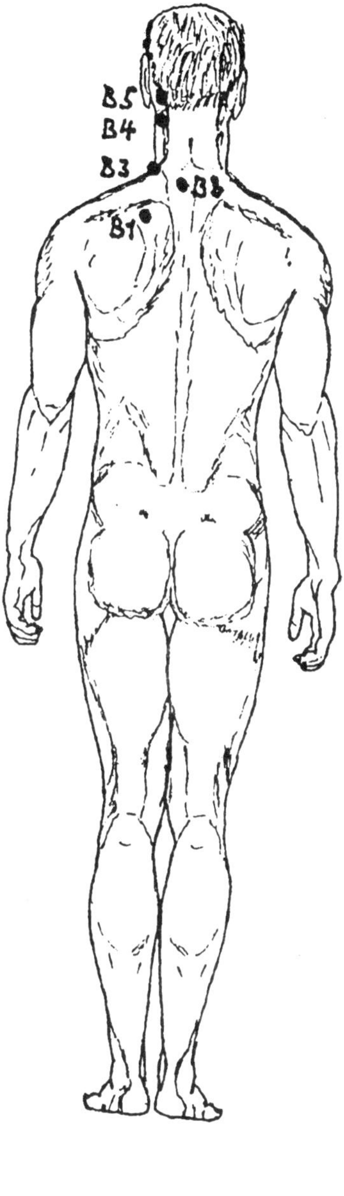

Auch diese Punkte bringen bei krankhaften Augensymptomen Erleichterung

Diese Punkte werden Sen Thawari oder Sen Sahatsarangsi zugeordnet.

NERVENSYSTEM

Suchen sie im Hals- Schulterbereich (Pfeile) die schmerzhaften Punkte -1- und drücken dieselben solange gleichmäßig mit den Daumen in Pfeilrichtung, bis die Schmerzgrenze erreicht ist. Halten sie diese Position bis der Schmerz merkbar nachläßt. Das kann bis zu zwei Minuten dauern.

Danach behandeln sie die Punkte -2- im Bereich der Schulterblätter, ebenfalls beide Seiten gleichzeitig.

Auch die beiden Punkte -3- im Lendenwirbelbereich werden so behandelt.

Die Punkte -4- und -6- im Bereich des großen Gesäßmuskels behandeln sie einzeln. Bei korpulenten Patienten müssen sie meist den Daumendruck erhöhen, um durch den Muskel den gewünschten Punkt zu erreichen.

Zuletzt drücken sie den Punkt -5- bzw. -7- in der Mitte der Kniekehle und zwar immer auf der gleichen Beinseite wie vorher den Punkt im Bereich des Gesäßmuskels, also zuerst rechtes Bein, dann linkes Bein oder umgekehrt.

Wichtig :

Die Punkte nur drücken,
nicht ziehen oder sonstwie manipulieren,
das wirkt beruhigend.

NERVENSYSTEM

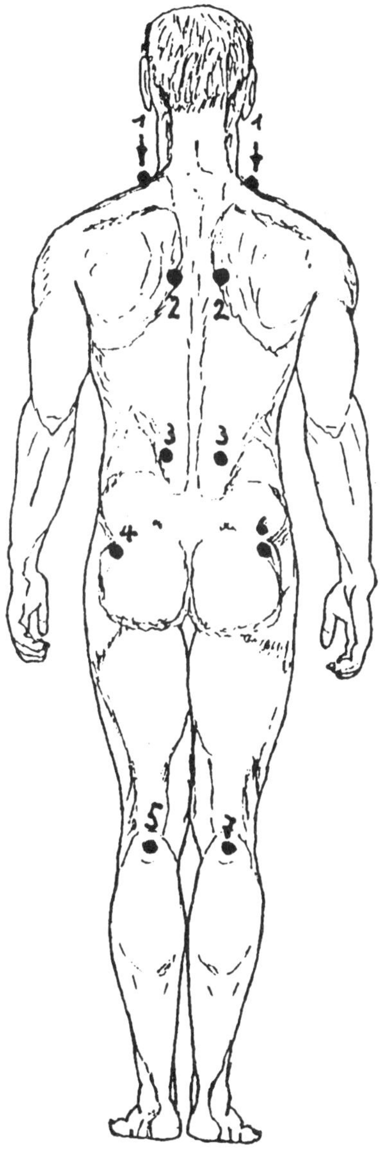

MIGRÄNE

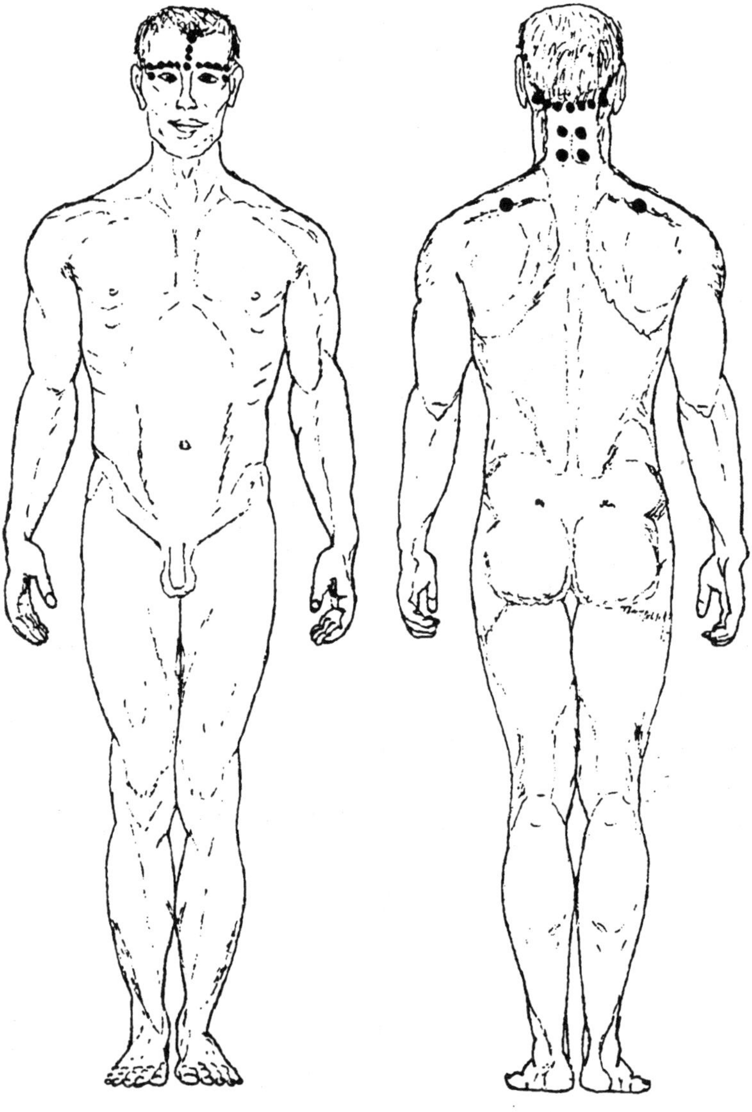

MIGRÄNE

Behandeln sie zuerst den mittleren Punkt direkt am Genick. Von dort aus die drei Punkte rechts oder links zum Warzenfortsatz (Mastoid).

Danach werden die Punkte im Halsbereich rechts oder links, bei beidseitiger Migräne oder wenn der Schmerz weder rechts noch links eindeutig lokalisiert werden kann, werden die Punkte rechts und links behandelt.

Bei der Behandlung im Stirnbereich werden die senkrechten Punkte zuerst von unten nach oben behandelt, danach die waagrechten Punkte. Zuletzt der Punkt zwischen Augenwinkel und Ohransatz.

SPANNUNGSKOPFSCHMERZEN UND PSYCHISCHE KOPFSCHMERZEN

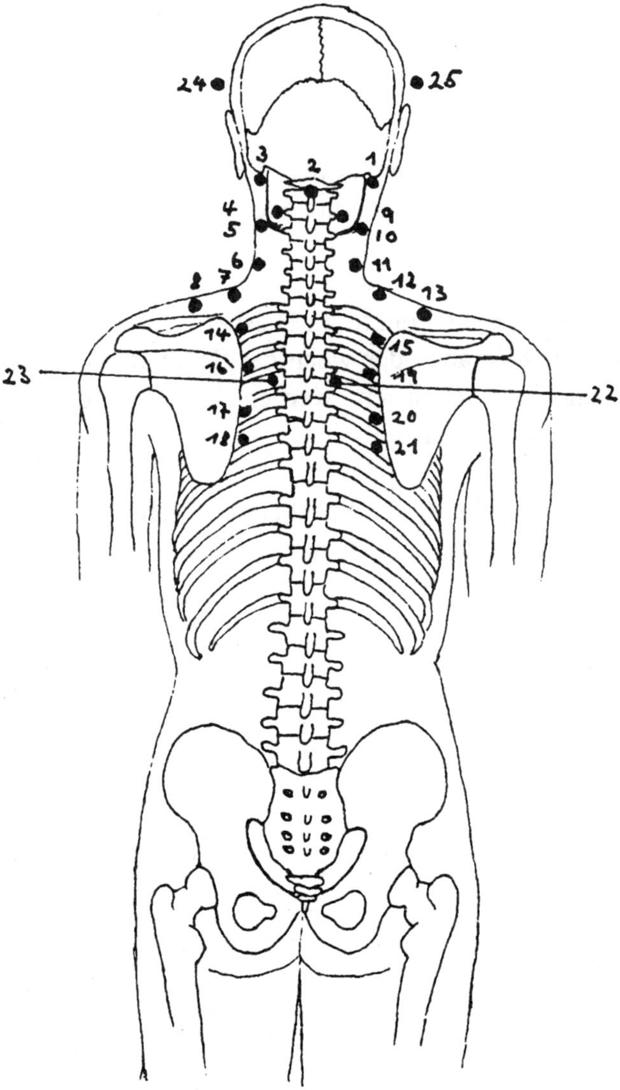

Sämtliche Punkte in Reihenfolge (1-25) behandeln bis Besserung eintritt.

KOPFSCHMERZEN
(GANZER KOPF)

Alle Punkte (1-9) werden mehrmals in Reihenfolge behandelt, erst linke Seite, danach rechte Seite.

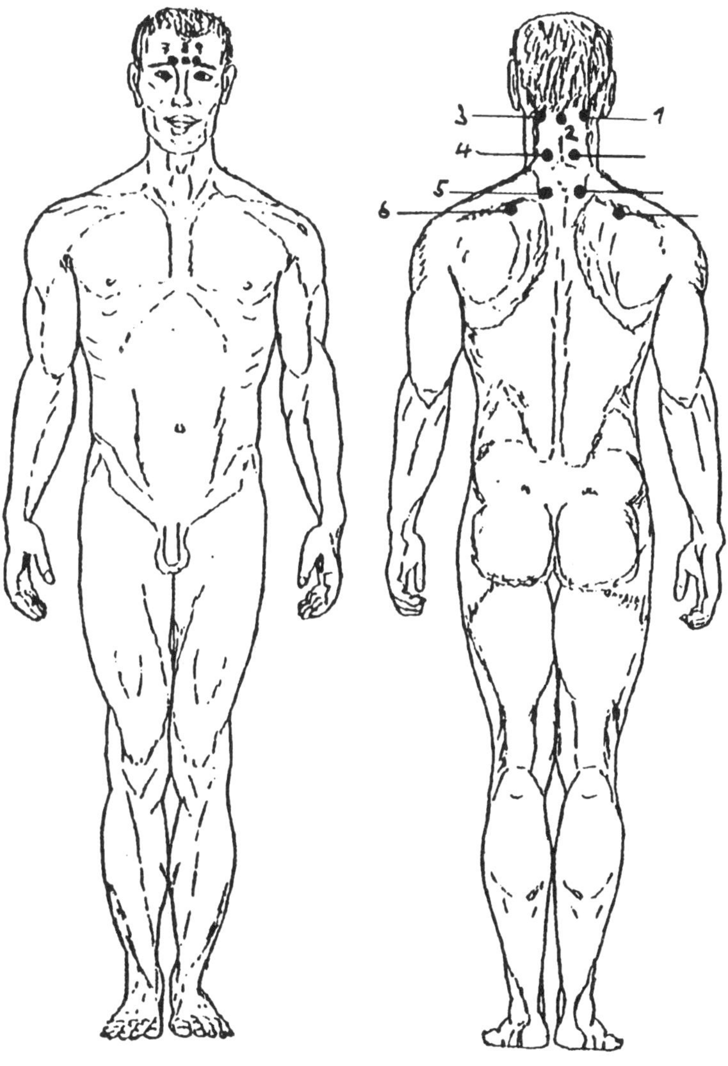

KOPFSCHMERZ
HINTERHAUPT OHNE NACKEN

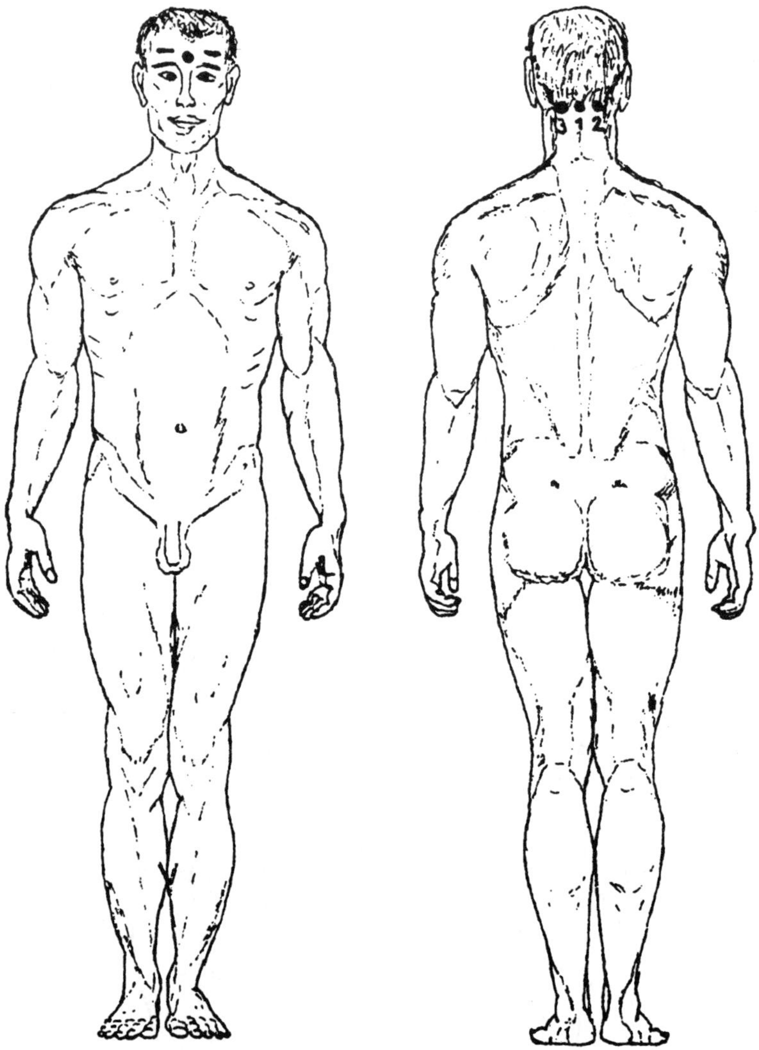

Die Punkte -1-2-3- mit Daumenpressur mehrmals langsam bearbeiten, ebenso den Punkt auf der Stirn (das sogenannte dritte Auge).
Circa ein Fingerbreit über den Augenbrauen machen sie Striche von innen nach außen.

KOPFSCHMERZEN

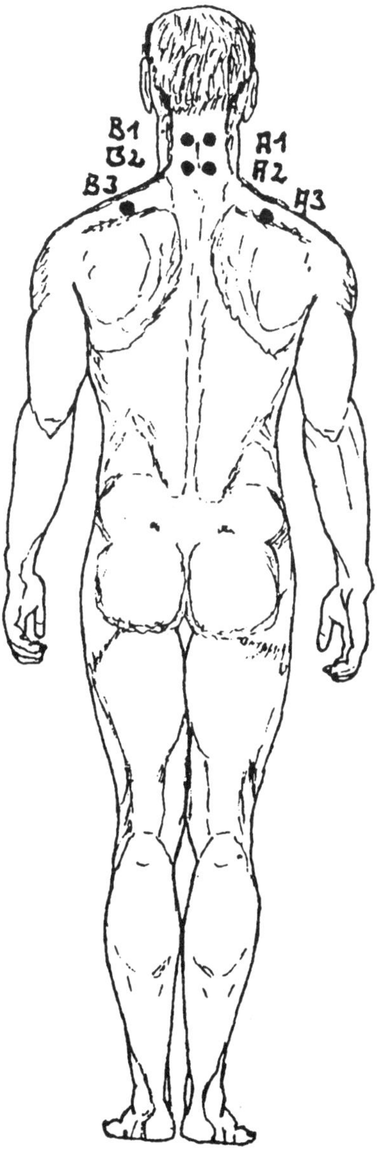

Zuerst die Punkte A1 - A2 u. A3 mehrmals behandeln, danach die Punkte B1 - B2 und B3 ebenfalls mehrmals behandeln.

Lage der Punkte :

A1 zwischen dem 4. und 5. Halswirbel (Cervicale)= C4 u. C5
B1 ebenfalls zwischen C4 u. C5

A2 -zwischen dem7. Halswirbel und dem 1. Brustwirbel (Thoracicae)= C7 u. Th 1
B2 ebenfalls zwischen C7 u.Th 1

A3 -oberer Rand des Schul=terblattes
B3 -oberer Rand des Schul=terblattes

KOPFSCHMERZ
(Trockene Augen und verschwommenes Sehen)

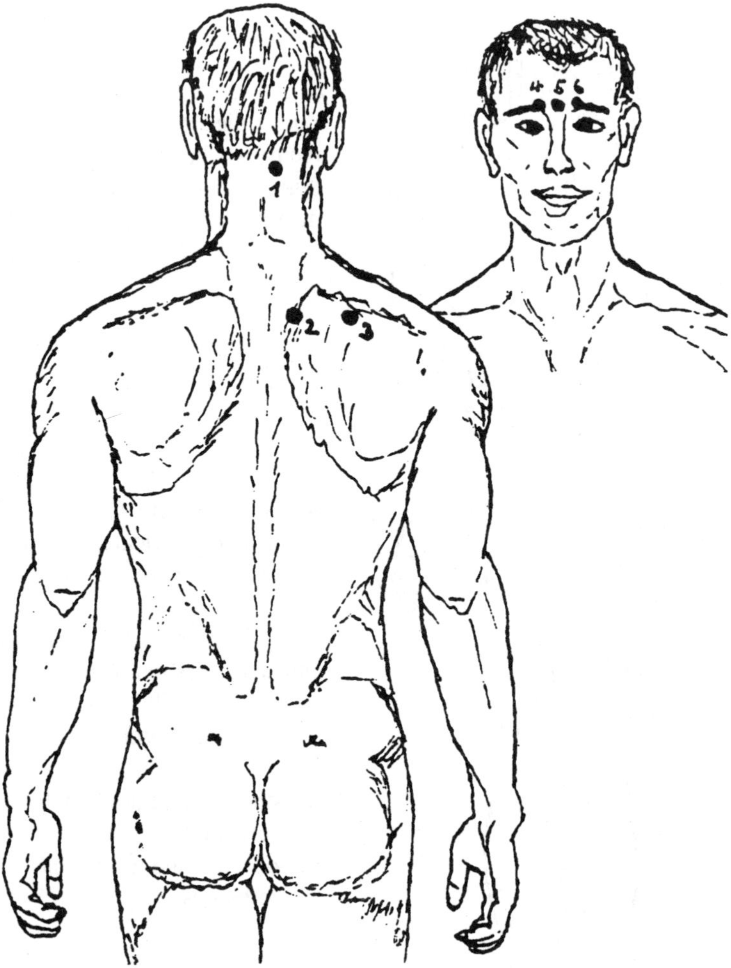

Die Punkte 1 - 6 so lange behandeln, bis Besserung eintritt.

KOPFSCHMERZ (allgemein)

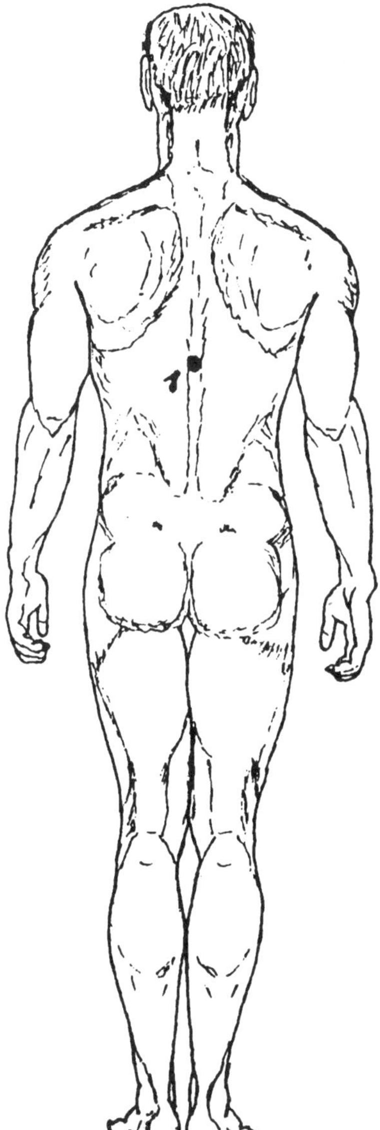

Punkt 1 befindet sich zwischen dem 8. und 9. Brustwirbel. Punkt mit dem Handballen drücken.

SCHLÄFENSCHMERZ

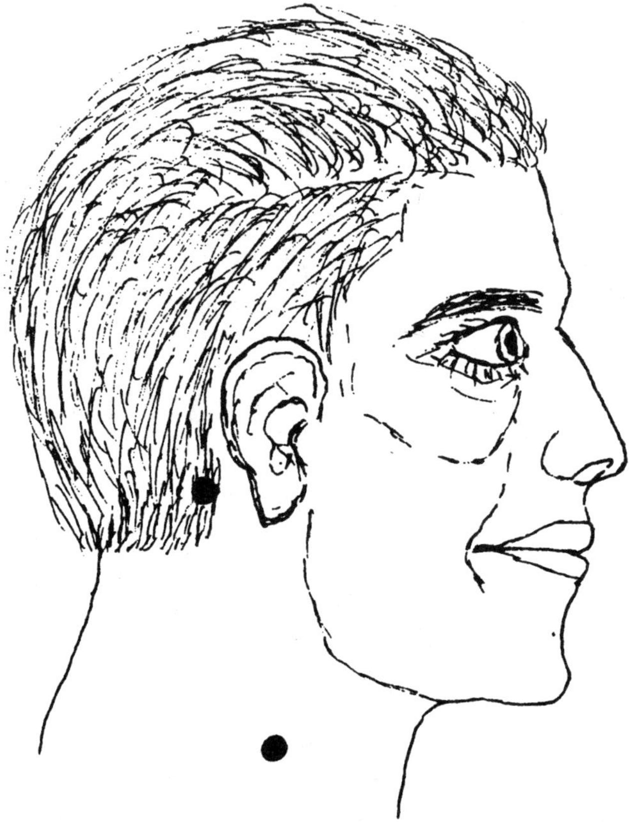

Punkt 1 liegt auf der ersten Halslinie und strahlt nach oben hinter dem Ohr hoch in den Kopf.

Punkt 2 befindet sich direkt unten am Mastoid.

Behandeln sie die jeweils schmerzhafte Seite.

KIEFERVERRENKUNG
(Kiefer - Luxation)

Bei Kieferschmerzen zuerst Punkt 2 und danach Punkt 1 behandeln. Punkt 3 wird nicht behandelt.

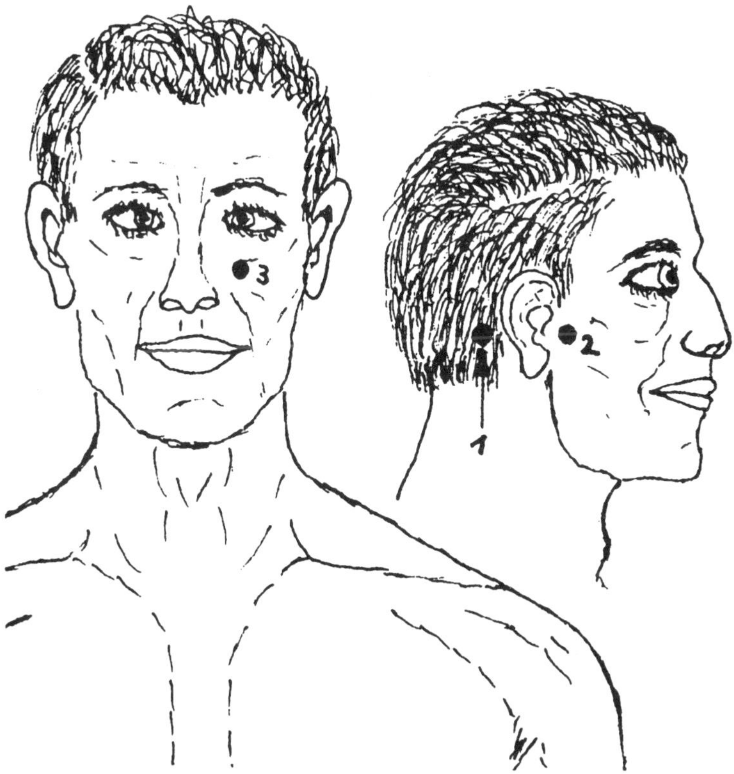

Punkt 1 befindet sich direkt am Mastoidansatz.

Punkt 2 liegt im Kieferwinkel vor dem Ohr.

Punkt 3 liegt unter dem Wangenbein.

NACKEN VERRENKT

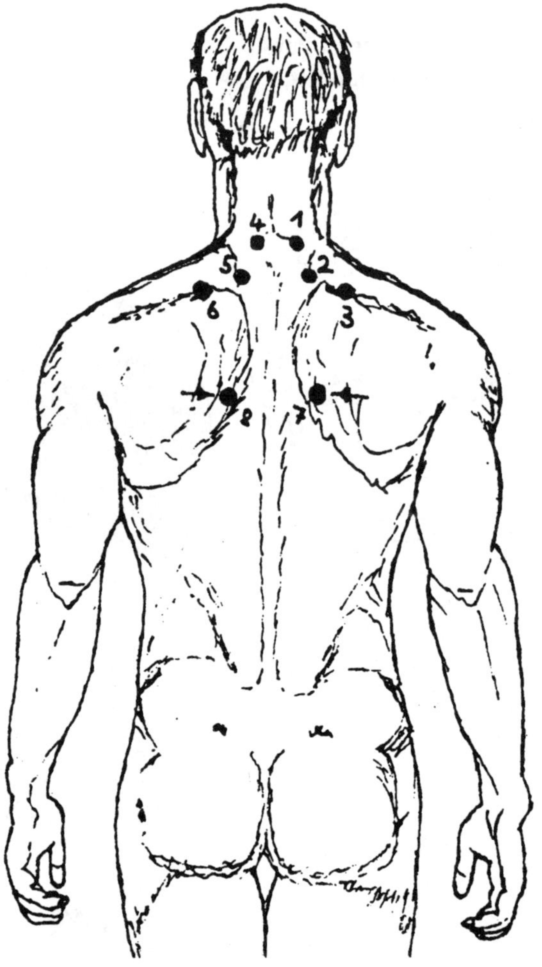

Punkt 1 liegt auf der 1. Rückenlinie.

Punkt 2 liegt auf der 2. Rückenlinie.

Punkt 3 befindet sich über dem oberen Schulterblattwinkel (Angulus superior)

Punkt 7 liegt auf der 2. Rückenlinie.Er wird gedrückt und am Ende in Richtung Wirbelsäule gezogen.

Die Lage der Punkte 4,5,6 u.8 entspricht denen auf der rechten Seite.

Massieren sie die Punkte in Reihenfolge dreimal.

VERSPANNTER NACKEN
und Schmerzen im Hals beim Drehen des Kopfes

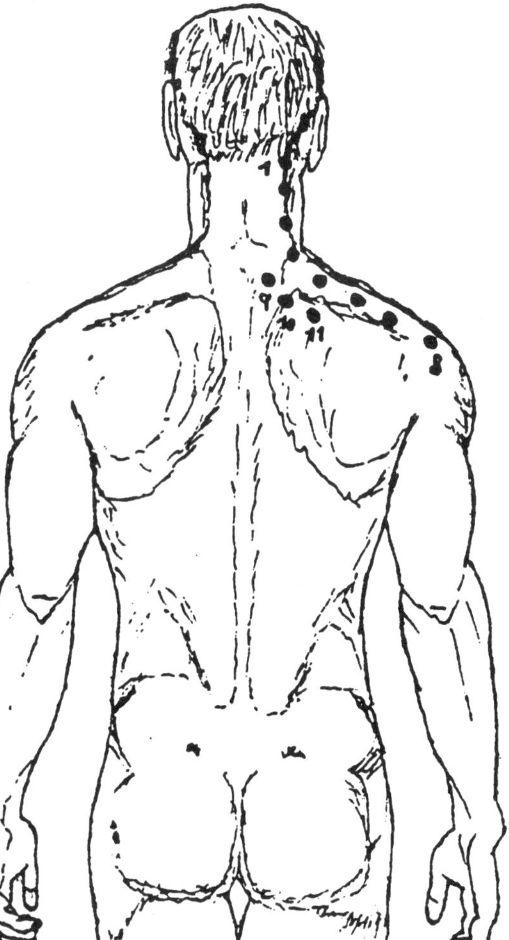

Die Punkte 1 - 8 (2.Hals- Schulterlinie) **werden von oben nach unten fünfmal behandelt.**
Danach werden Punkt 9, 10, und 11 einmal behandelt.

STEIFER NACKEN

Vor der Behandlung erst Kinn hochheben. Bei Schmerz bis in die Finger nicht behandeln. Zum Arzt schicken !

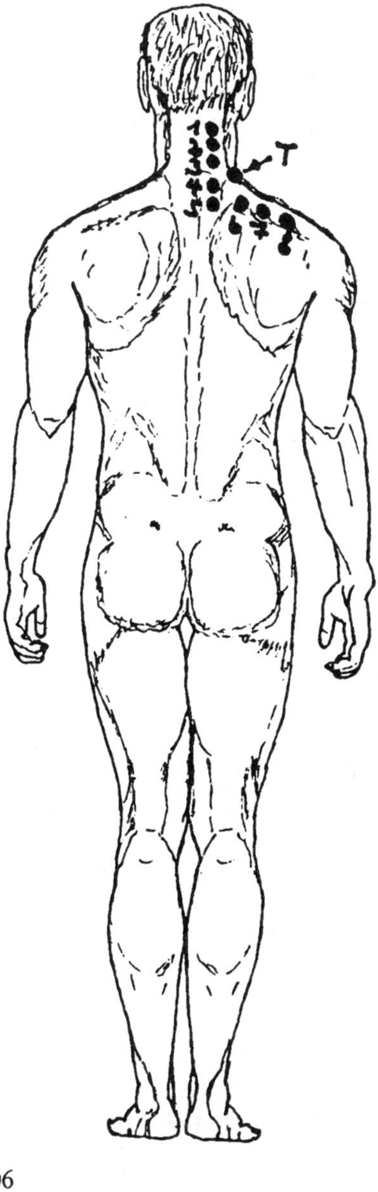

Zuerst den Testpunkt **T** drücken.

Der Patient soll während sie drücken seinen Kopf erst nach rechts dann nach links drehen.
Danach soll er den Kopf nach vorne und nach hinten beugen.

Wenn sie den Punkt **T** richtig erwischt haben, wird der Patient sagen, wie und wo es weh tut.

Danach drücken sie mehrmals die Punkte 1 bis 8.

Wenn sie fertig sind, drücken sie wieder den Testpunkt **T** und überprüfen, ob und wo es noch weh tut. Falls ja, behandeln sie nochmals die Punkte 1 bis 8 und testen nochmals.

Dies alles gilt auch in gleicher Weise für die andere Körperseite.

2.Behandlungsmöglichkeit :
Punkt 1 bis 5 fünfmal behandeln. Danach Punkt 6 einmal drücken.

STEIFES GENICK

Kann den Hals nicht zur Seite drehen

(Genickschmerz, wenn der Hals zur Seite gedreht wird)

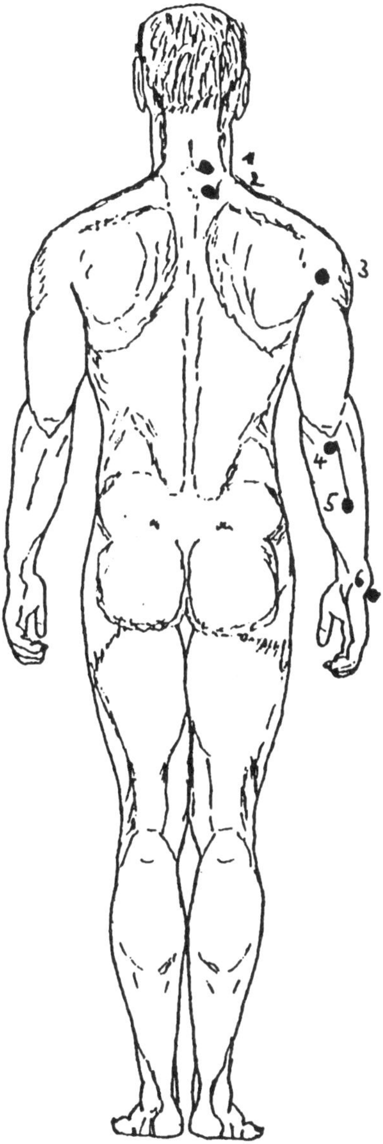

Punkt 1 liegt auf der 3. Halslinie.

Punkt 2 befindet sich auf der 1. Rückenlinie.

Punkt 3 liegt seitlich des Bizeps Richtung Armfalte.

Punkt 4. befindet sich am Ansatz der Elle.

Punkt 5 liegt Mitte Unterarm auf der 2. Armlinie.

Punkt 6 in der Mitte der Handwurzel.

STEIFES GENICK

Kann den Hals nicht zur Seite drehen

(Genickschmerz, wenn der Hals zur Seite gedreht wird)

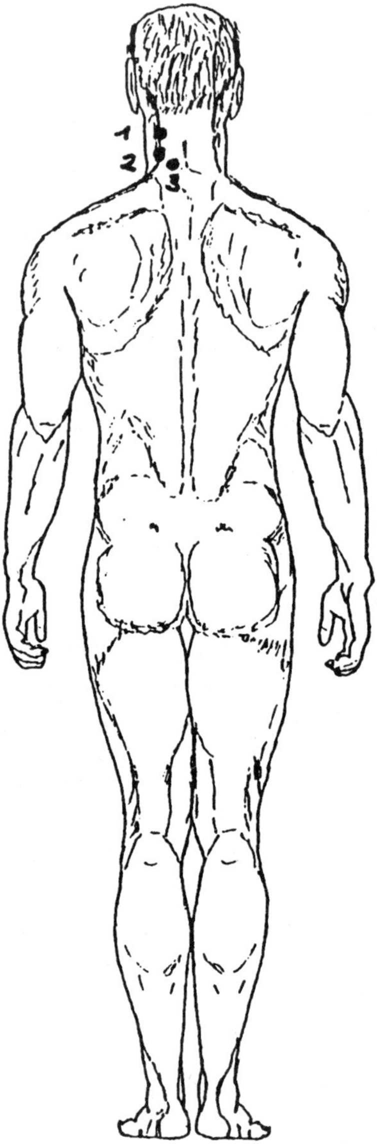

2.Behandlungsmöglichkeit bei gleicher Symptomatik :

Punkt 1 liegt auf der 2.Halslinie.

Punkt 2 liegt ebenfalls auf der 2. Halslinie.

Punkt 3 befindet sich auf der 3. Halslinie.

Alle Punkte in Reihenfolge (1-3) mehrmals mindestens fünf Sekunden drücken.

SCHMERZEN IM GENICK
(beim Kopfsenken)

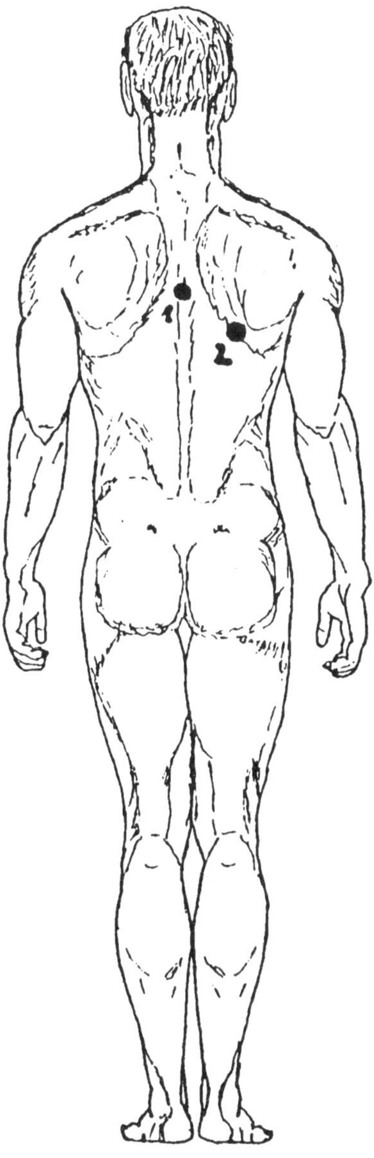

Punkt 1 befindet sich zwischen dem 5. und 6. Brustwirbel.

Punkt 2 befindet sich neben der Schulterblattspitze zur Körpermitte.

SCHULTERVERSPANNUNG vorne

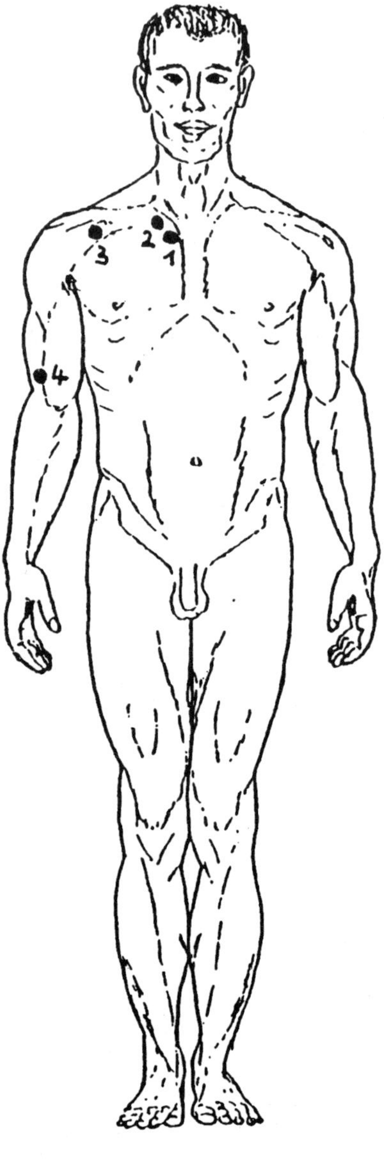

Schmerzen beim rückwärtsbewegen des Armes.

Punkt 1 liegt am unteren Ansatz des Schlüsselbeines.

Punkt 2 liegt ca. zwei Fingerbreit etwas seitlich von Punkt 1 direkt unten am Schlüsselbein.

Punkt 3 befindet sich ca. zwei Fingerbreit unterhalb des Schlüsselbeins, noch in der Schlüsselbeingrube.

Punkt 4 befindet sich ca. zwei Fingerbreit über der Armbeugefalte.

Zwei weitere Punkte befinden sich :

1. ein Fingerbreit seitlich der Arm-Brustfalte.

2. am äußeren Schulterblattrand Mitte.

SCHULTERSMERZ im Gelenk
(Kann den Arm nicht heben)

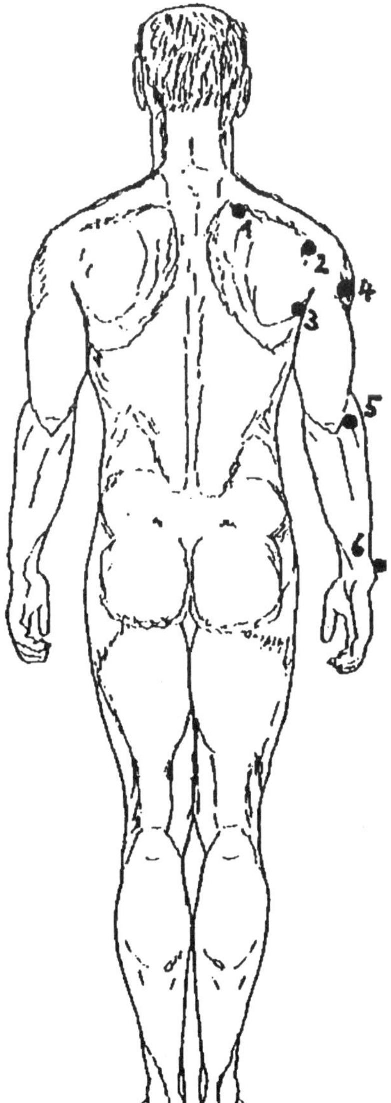

Punkt 1 befindet sich direkt neben dem oberen Schulterblattwinkel.

Punkt 2 liegt unter dem Rabenschnabelfortsatz.

Punkt 3 ist in der Armfalte.

Punkt 4 befindet sich seitlich am Biceps.

Punkt 5 ist der Ringfingerpunkt. Er liegt über dem Musc. brachioradialis, auf der zweiten Armlinie.

Punkt 6 befindet sich über dem Retinaculum extensorum (Handrücken, Mitte Beugefalte des Handgelenks).

SCHULTER steif
(schmerzhaft bei Armbewegung nach innen)

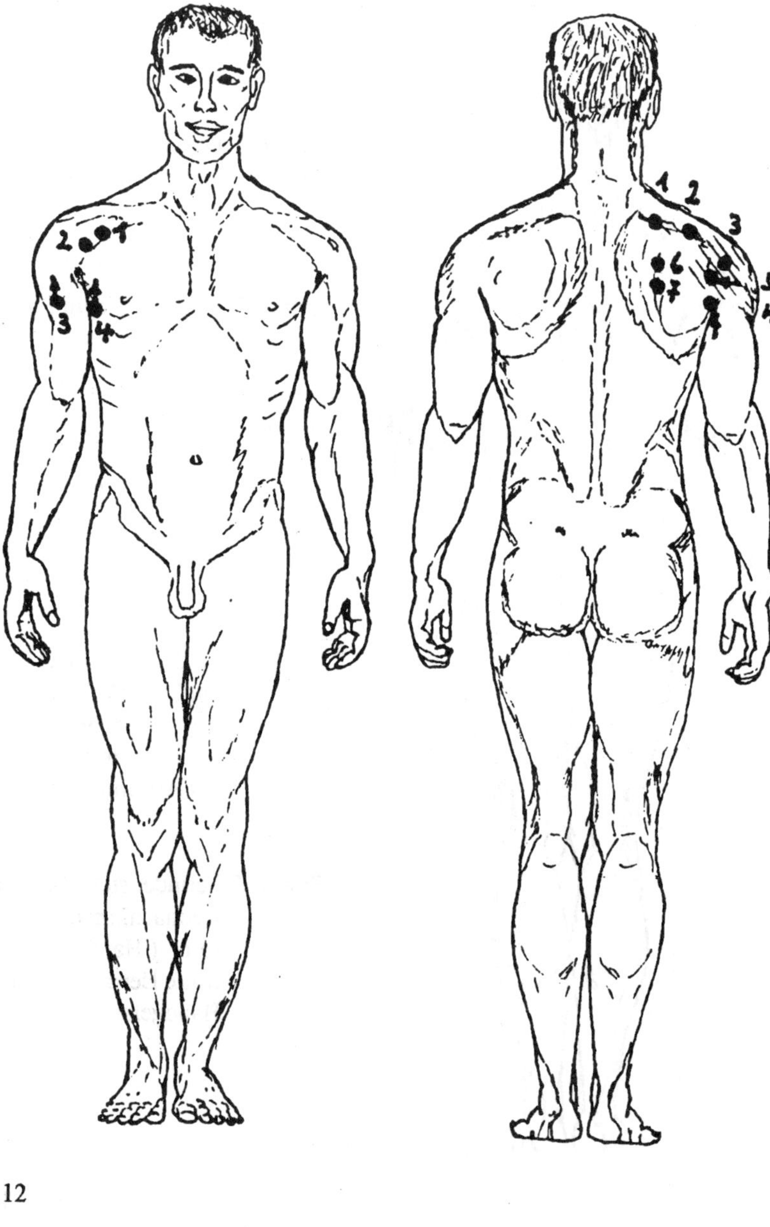

SCHULTER steif
(schmerzhaft bei Armbewegung nach innen)

Zuerst die Punkte 1 bis 7 der Rückenpartie in Reihenfolge mehrmals behandeln, wobei Punkt 3 der wichtigste ist.

Nun die Punkte 1 bis 4 der Frontpartie behandeln. Hier sind die Punkte 1 und 2 hervorzuheben.

Lassen sie den Patienten den Arm anwinkeln und sowohl vor als auch hinter dem Körper nach innen bewegen.

Solange die Bewegung schmerzhaft ist, die Punkte wiederholt nachbehandeln.

Extrapunkt :

Öfters hilfreich ist auch ein Punkt zwei Fingerbreit unterhalb der Schulterblattspitze.

SCHULTER steif
(Kann diese nicht anheben oder nach hinten drehen)

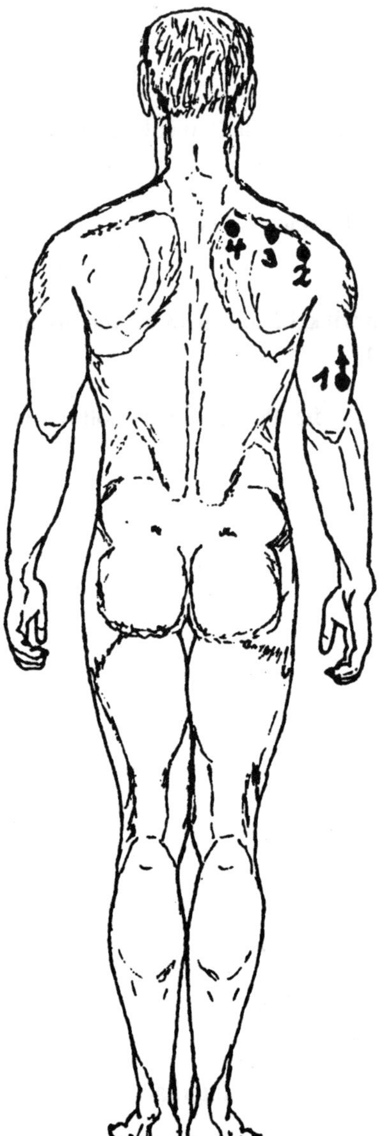

Punkt 1 wird nach oben verschoben. Dabei entsteht ein Schmerz, der nach oben Richtung Schulter zieht.

Punkt 2 liegt in der Nähe des Oberarmgelenkes. Er ist für den Patienten schmerzhaft fühlbar.

Punkt 3 befindet sich etwas unterhalb des Schulterblattrandes, etwa in der Mitte zwischen Punkt 2 und Punkt 4.

Punkt 4 ist direkt außerhalb neben dem Schulterblattrand zu finden, etwa in Höhe des dritten Brustwirbels.

CHRONISCHE SCHULTERSCHMERZEN

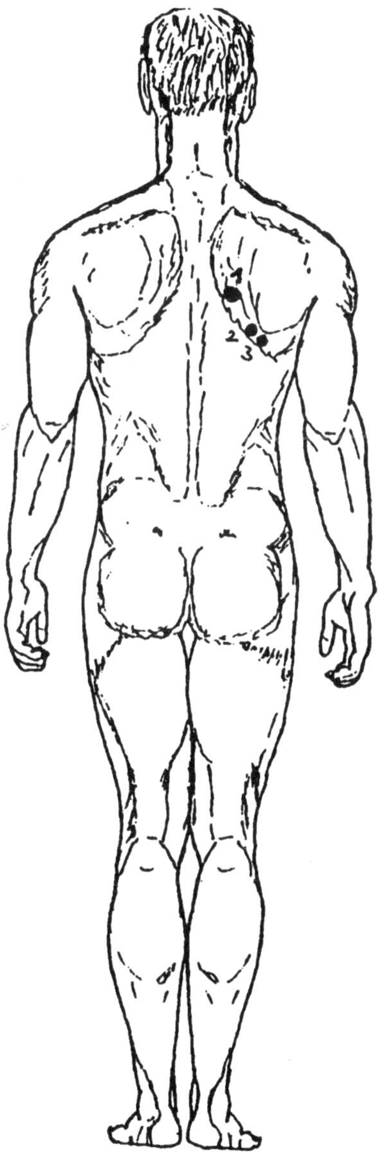

Lassen sie den Patienten den Arm vor der Brust anwinkeln und zur Körpermitte bewegen.

Wenn sie den Behandlungspunkt 1 drücken und der Patient den Arm bewegt, fühlen sie die Sehne.
Dies ist der Hauptpunkt.

Die Punkte 2 und 3 können dazugenommen werden.

SCHULTERSCHMERZEN
mit leichten Atembeschwerden

Punkt 1 befindet sich zwischen der ersten und zweiten Rippe.
Punkt 2 liegt circa ein Fingerbreit vom Schulterblattrand entfernt.

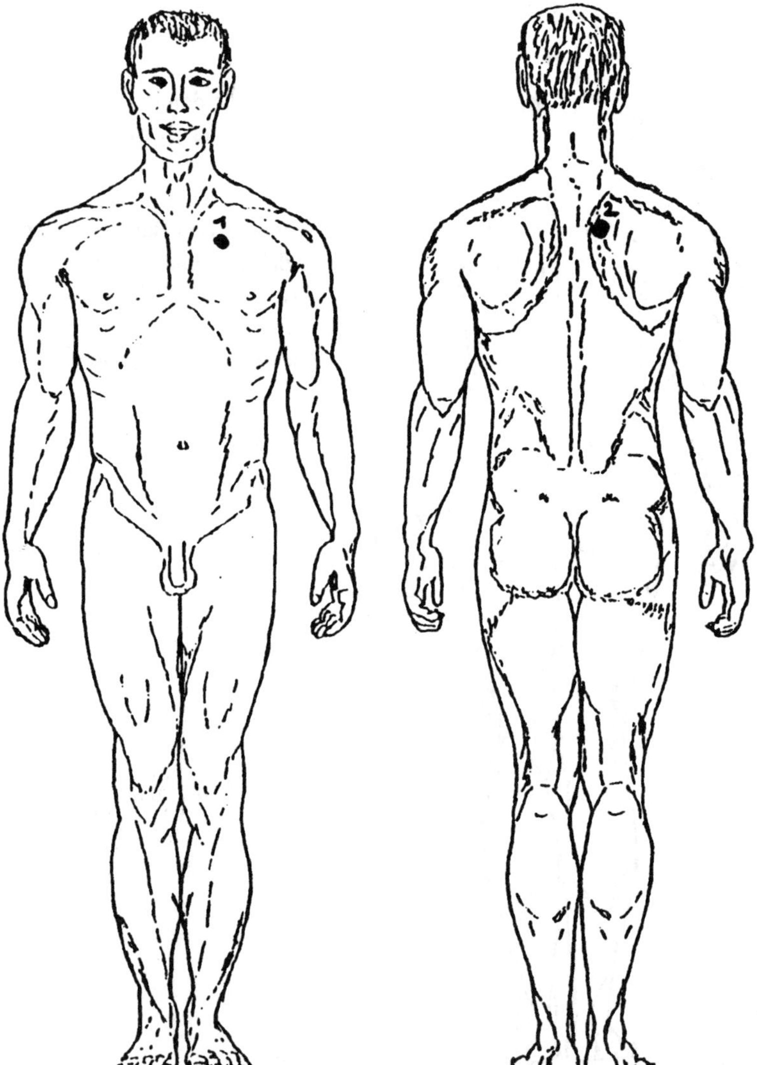

SCHULTERSCHMERZEN akut

Die Punkte am Rand des Schulterblattes werden von unten nach oben fünf mal behandelt. Danach wird der Punkt am Halsansatz einmal behandelt.

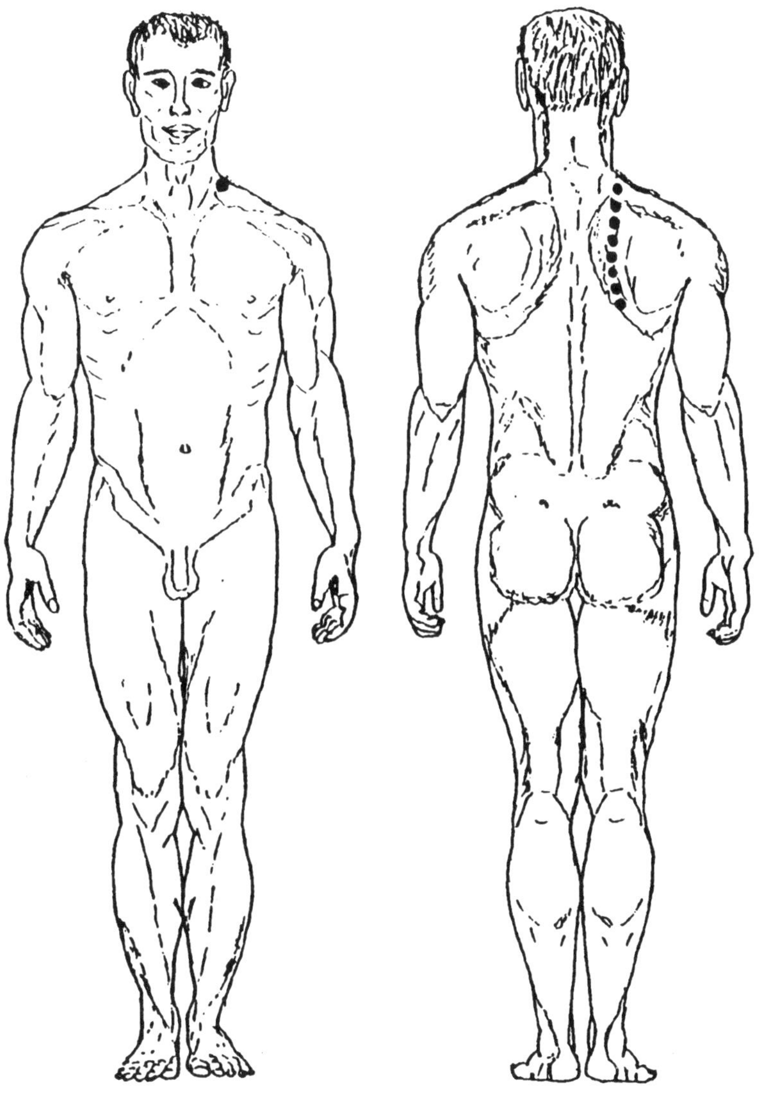

SCHULTERSCHMERZ

Bei schmerzhafter Schulterbehandeln sie die Punkte in Reihenfolge, bis Besserung eintritt.

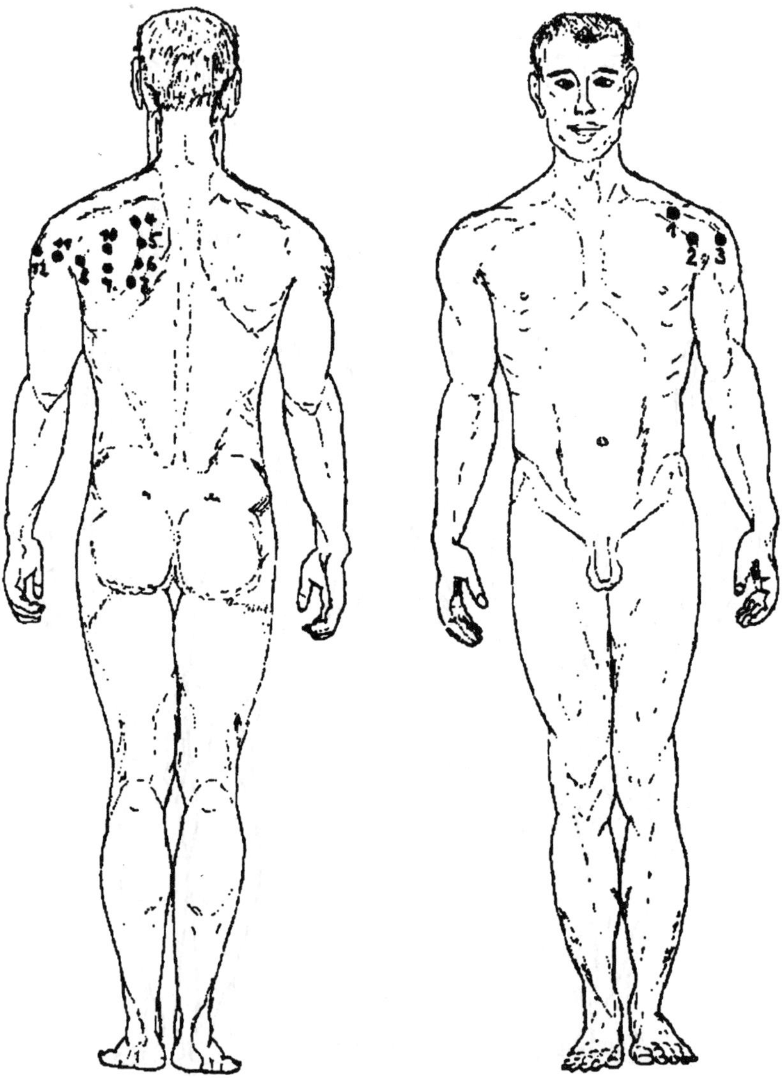

SCHULTERSCHMERZ
(und Schmerz seitlich der Wirbelsäule)

Die vier Punkte befinden sich an der äußeren Schulterblattkante. Massiert wird von unten nach oben, vier Fingerbreit.

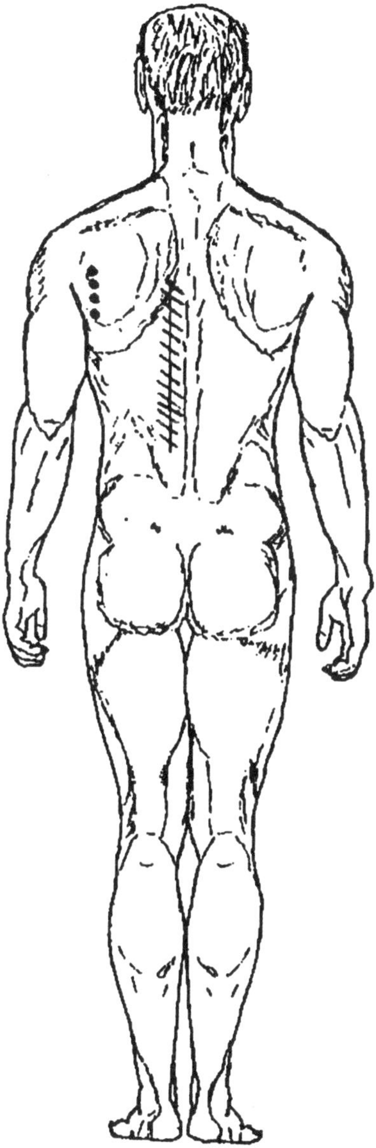

SCHMERZ SCHULTERBLATT
(entlang der Innenkante)

Der Punkt befindet sich an der Schulterblattkante innen (zur Wirbelsäule) auf dem halben Weg nach oben (Mitte Schulterblattkante).

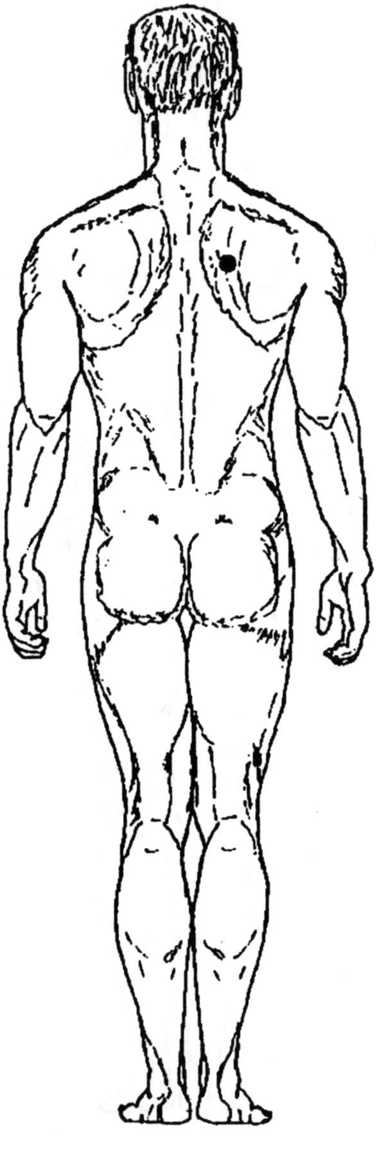

SCHMERZ UNTERHALB DES SCHULTERBLATTES

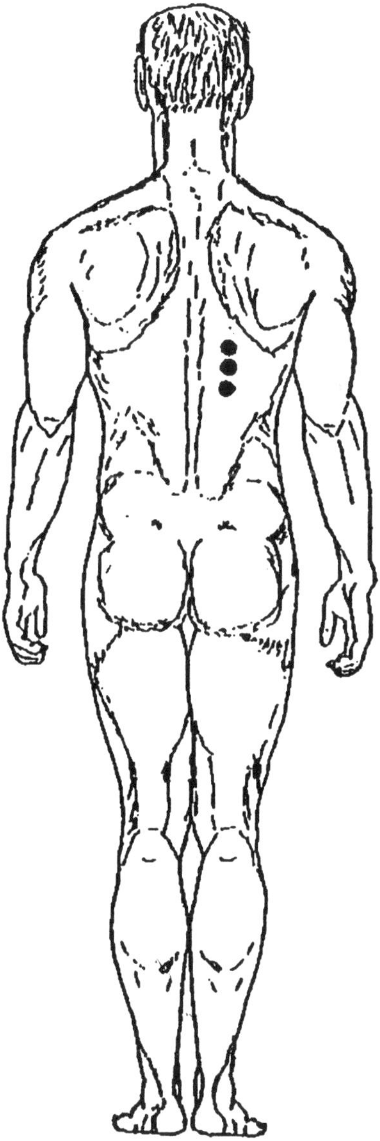

Diese Punkte liegen auf der 2. Rückenlinie.

Massiert wird von unten nach oben.

Der unterste Punkt befindet sich sechs Fingerbreit über dem Rippenbogen.

SCHMERZEN RUND UM DIE SCHULTER

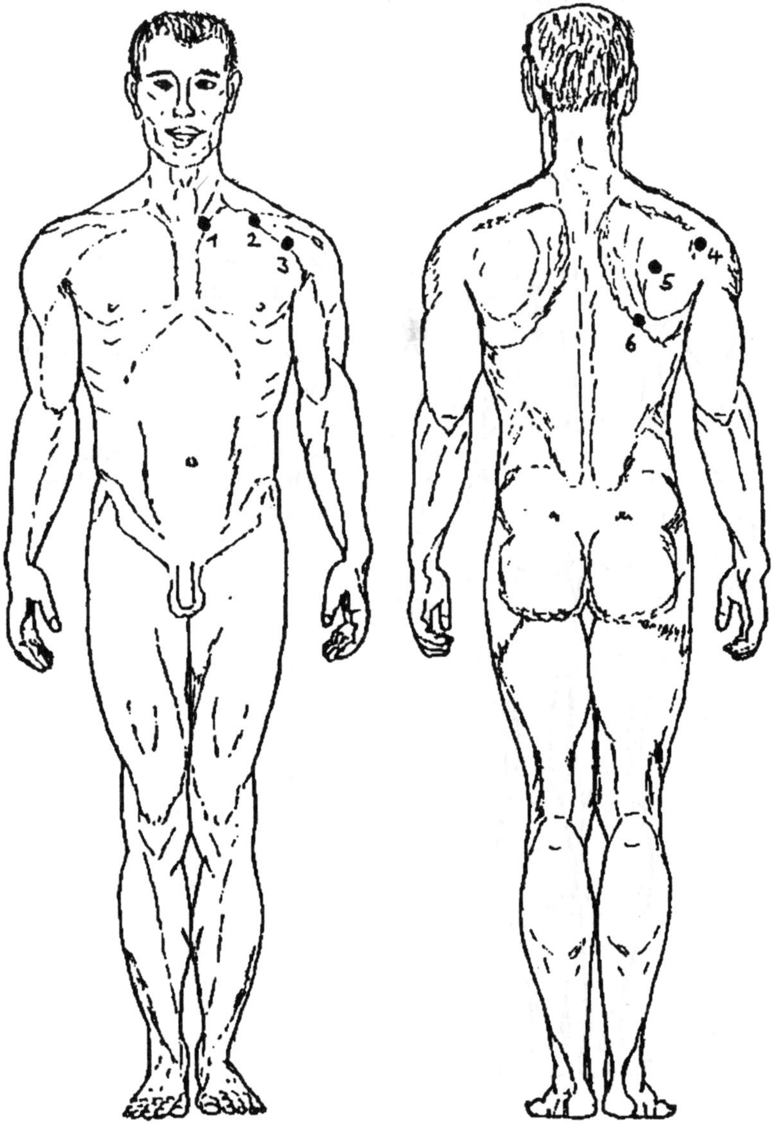

SCHMERZEN RUND UM DIE SCHULTER

Punkt 1 befindet sich dort, wo das Schlüsselbein am Brustbein ansetzt.

Punkt 2 liegt in der Schlusselbeingrube.

Punkt 3 befindet sich in der Schultergrube.

Punkt 4 liegt am äußeren Winkel der Schulterhöhe (Spinae scapulae).

Punkt 5 befindet sich in der Mitte des Schulterblattes.

Punkt 6 liegt seitlich innen (zur Körpermitte) am unteren Schulterblattwinkel.

ARM KRAFTLOS

Schwierigkeiten beim Bewegen, Schmerz geht nach unten.

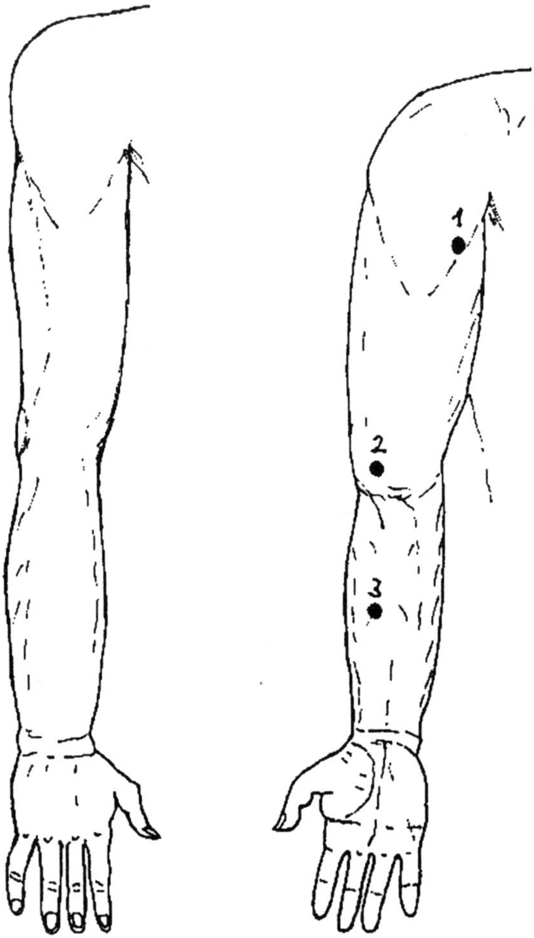

Punkt 1 liegt vier Fingerbreit unterhalb der Achselfalte.

Punkt 2 befindet sich ein Fingerbreit über der Ellenbogenfalte auf der zweiten Armlinie.

Punkt 3 liegt Mitte Unterarm ebenfalls auf der zweiten Armlinie.

ARM SCHWER
(Schmerz geht nach unten)

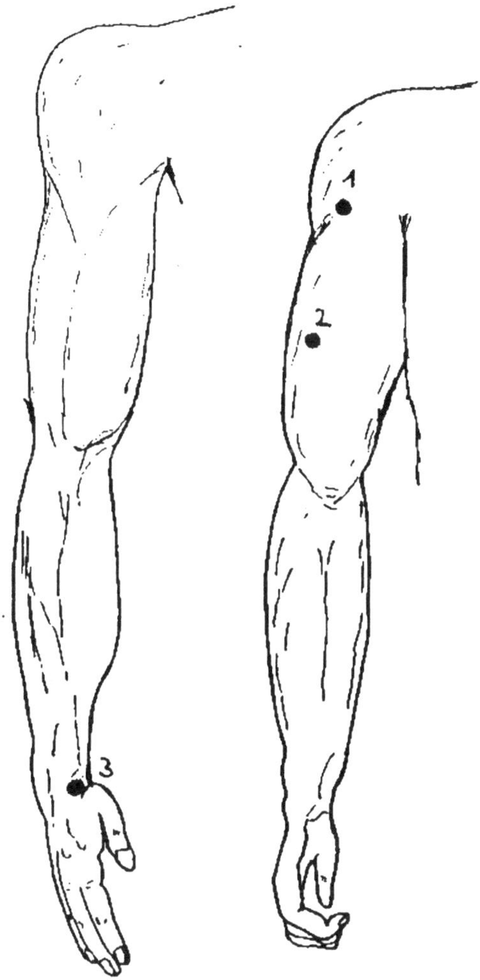

Punkt 1 befindet sich ca. zwei Fingerbreit unterhalb des Rabenschnabelfortsatzes (Processus coracoideus) über dem Achselnerv (N.axillaris).

Punkt 2 liegt über dem mittleren Kopf des dreiteiligen Oberarmmuskels (M.triceps brachii).

Punkt 3 befindet sich am Trapezknochen (Os trapezius).

TENNISARM

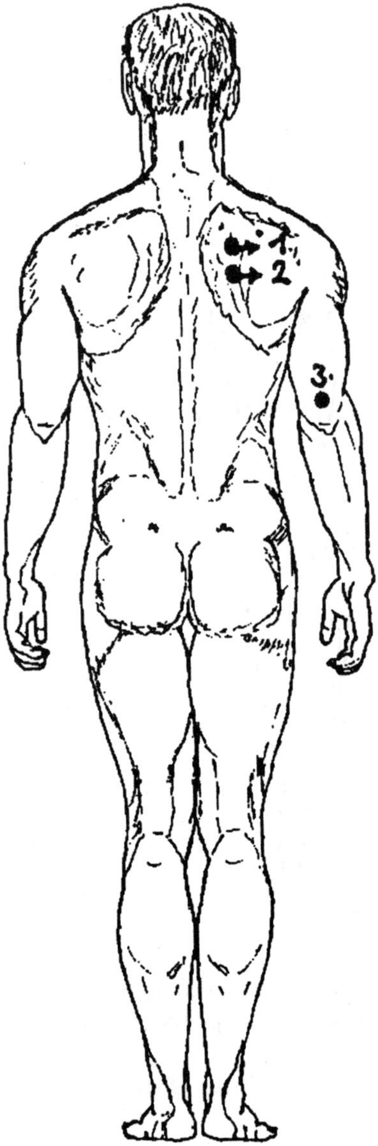

Punkt 1 liegt etwa ein Fingerbreit unterhalb der oberen Schulterblattecke (Angulus superior) und etwa ein Fingerbreit vor der Schulterblattkante auf dem Schulterblatt.

Punkt 2 befindet sich ein Fingerbreit darunter.

Punkt 3 liegt ein Fingerbreit über dem Ellbogen, direkt am Knochenvorsprung.

Alle Punkte mehrmals massieren, bis Besserung eintritt.

TENNISELLBOGEN

Lage von Punkt 1 : Mitte Schulterblatt.
Lage von Punkt 2 : Mitte Ellbogen, direkt am Knochen (Olecranon).
Lage von Punkt 3 : Zwei Fingerbreit unterhalb der Beugefalte über dem Muskel (M. brachioradialis).

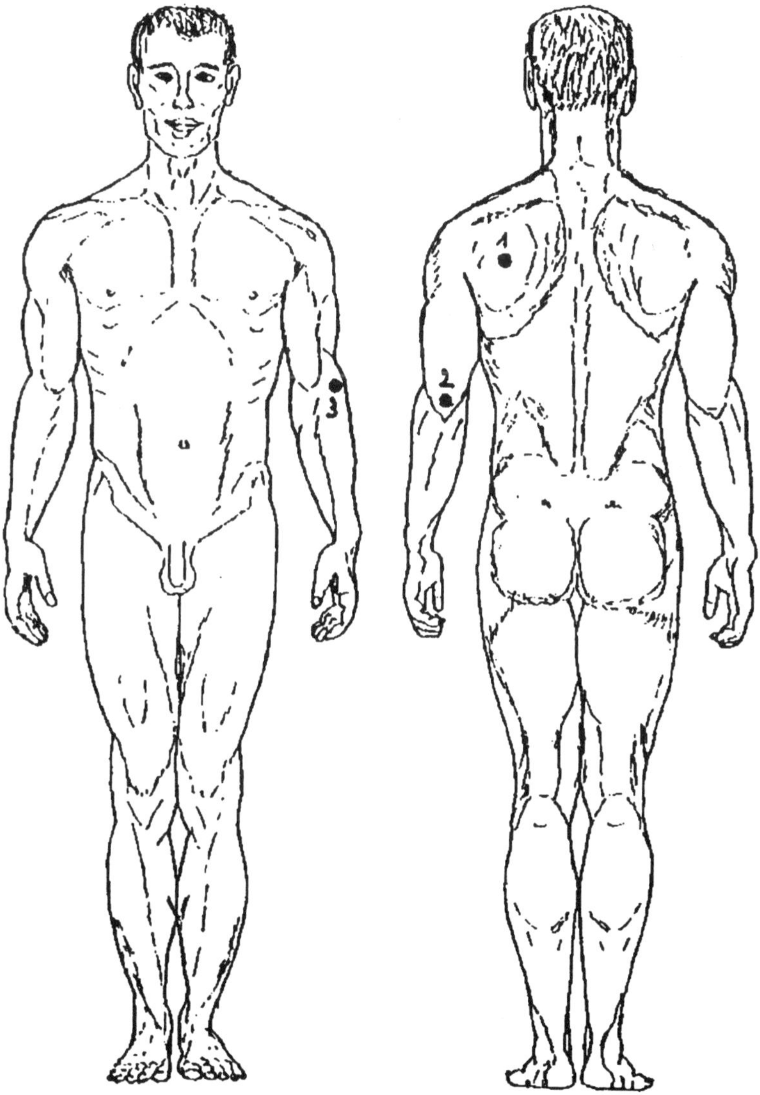

SCHMERZEN VOM BIZEPS BIS ZUR GELENKMITTE DER HANDWURZEL

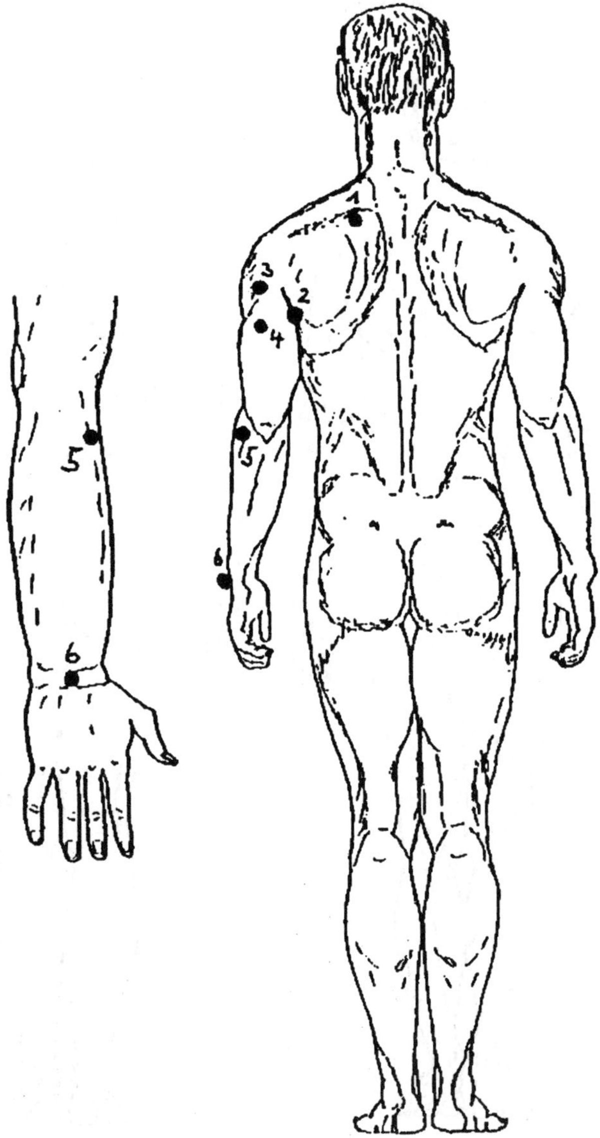

SCHMERZEN VOM BIZEPS BIS ZUR GELENKMITTE DER HANDWURZEL

Sen Kalathari

Punkt 1 liegt am oberen Schulterblattwinkel.

Punkt 2 befindet sich in der hinteren Armfalte

Punkt 3 liegt seitlich am Bizeps.

Punkt 4 befindet sich drei Fingerbreit unterhalb des Punktes 3.

Punkt 5 befindet sich über dem Musculus brachioradialis der zweiten Armlinie. Es ist der „Daumenpunkt".

Punkt 6 liegt Mitte Handwurzel, zwischen Ulna und Radius.

ELLBOGEN

(Ist bei Bewegung schmerzhaft, besonders in angewinkelter Haltung.)

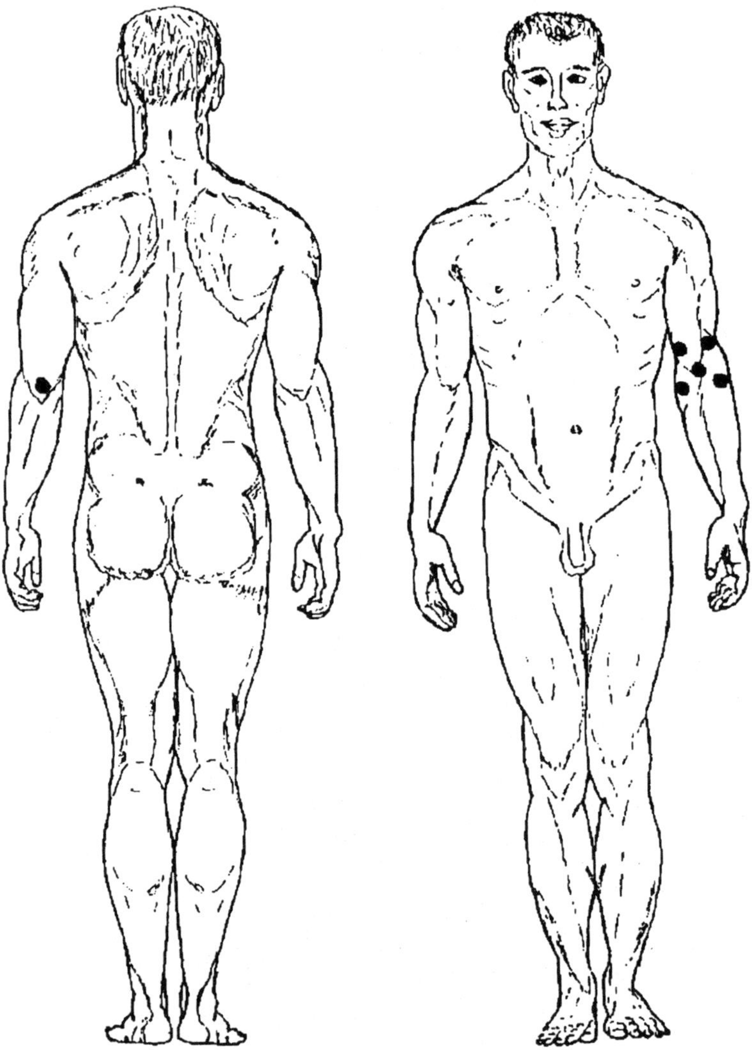

Drücken sie zuerst die Punkte in der Armbeuge reihum, dann den Punkt am Ellbogen.

Wenn der Schmerz auch zur Hand oder in die Achsel zieht, betreffende Punkte mitbehandeln.

HANDGELENK geschwollen

Nur die Punkte 1 und 2 behandeln.

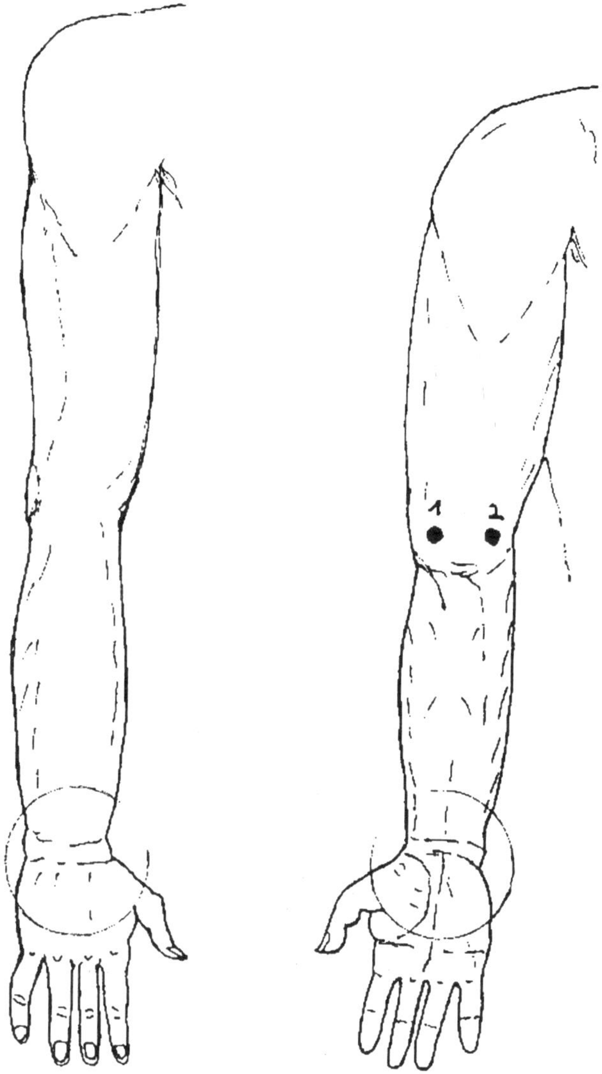

Punkt 1 befindet sich am Oberarmknochen ca. ein Fingerbreit über der Beugefalte auf der Daumenseite (Epicondylus lateralis).

Punkt 2 liegt ca. ein Fingerbreit über der Beugefalte auf der Kleinfingerseite (Epicondylus medialis humeri).

SCHMERZEN IM HANDGELENK
Daumen - Bereich

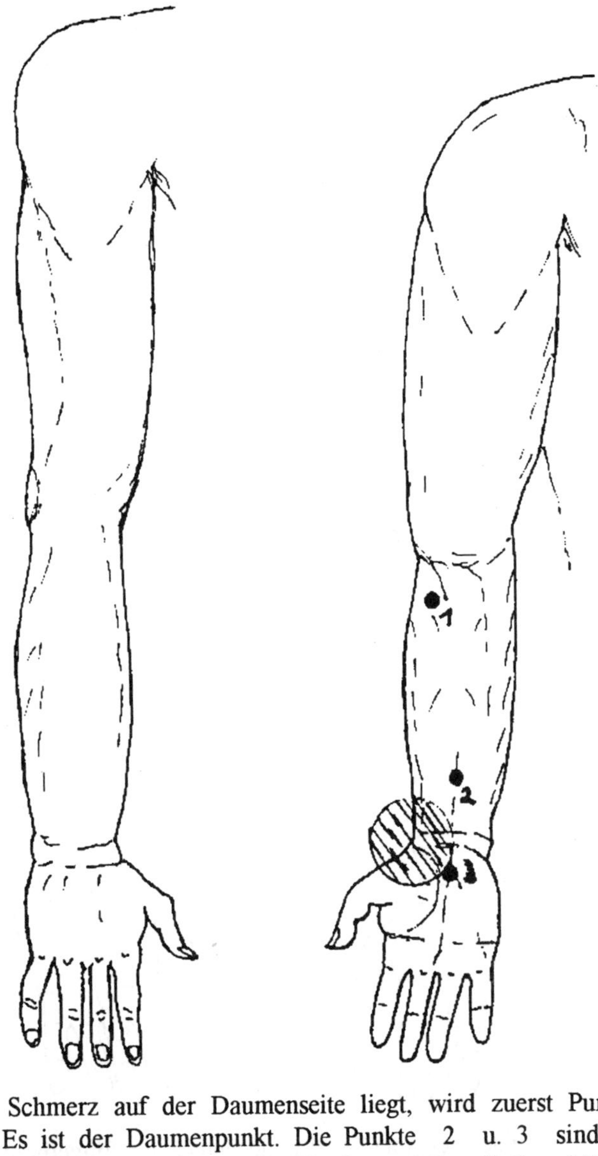

Wenn der Schmerz auf der Daumenseite liegt, wird zuerst Punkt 1 behandelt. Es ist der Daumenpunkt. Die Punkte 2 u. 3 sind schon beschrieben: Drei Fingerbreit über der Handwurzel liegt P. 2 und Punkt 3 zwischen Daumen- u. Handballen. Richtung Handwurzel drücken.

SCHMERZEN IM HANDGELENK
Mittelfinger - Bereich

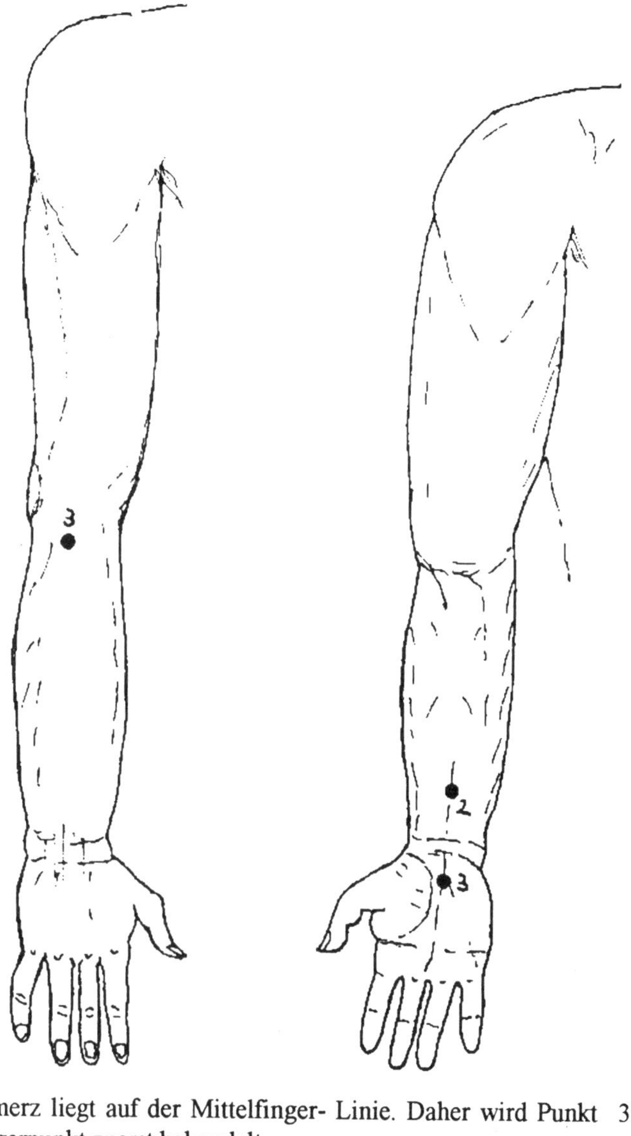

Der Schmerz liegt auf der Mittelfinger- Linie. Daher wird Punkt 3, der Mittelfingerpunkt zuerst behandelt.

Punkt 2 und 3 wurden in der vorhergehenden Behandlung beschrieben und werden in Reihenfolge behandelt.

SCHMERZEN IM HANDGELENK
Kleinfinger - Bereich

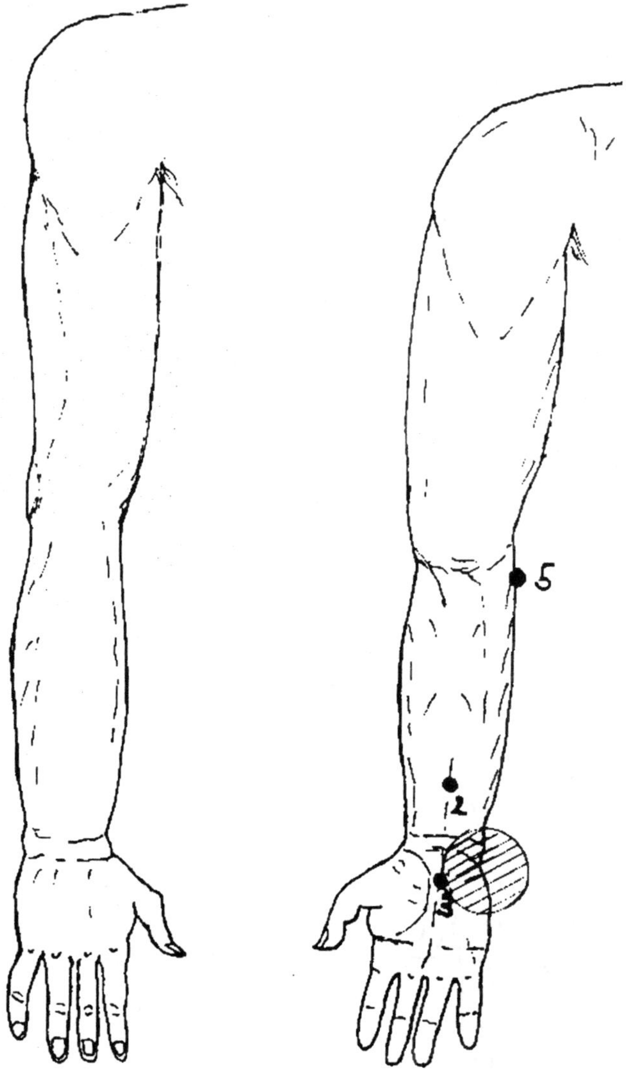

Wenn der Schmerz auf der Kleinfinger- Linie liegt wird zuerst Punkt 5 behandelt. Sie kennen ihn als Kleinfingerpunkt, der sich direkt seitlich am Knochen befindet.
Punkt 2 und 3 sind dieselben, wie vorher beschrieben.

TAUBES GEFÜHL IN DER HAND

Die Punkte 1 bis 5 werden in Reihenfolge behandelt - bis das Taubheitsgefühl verschwindet.

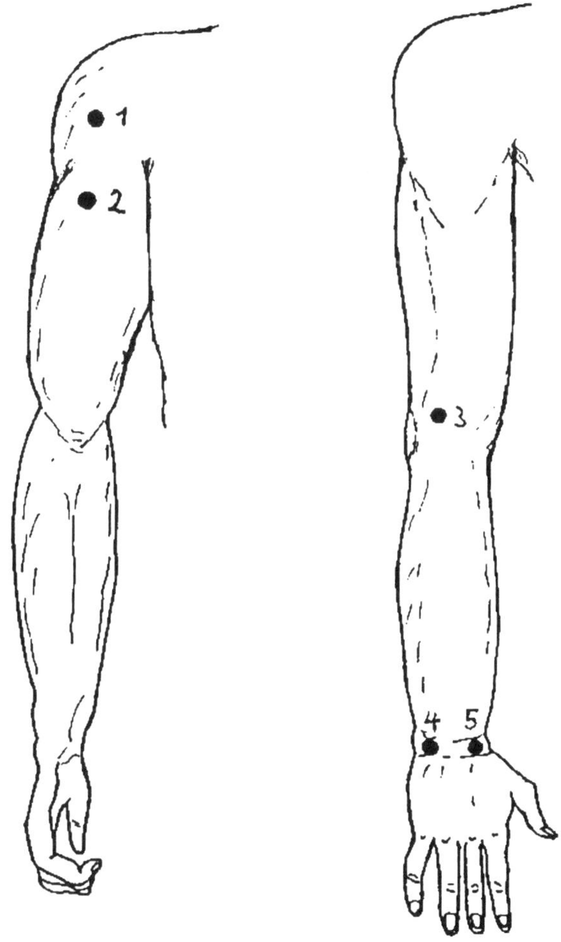

SCHMERZ IM HANDGELENK

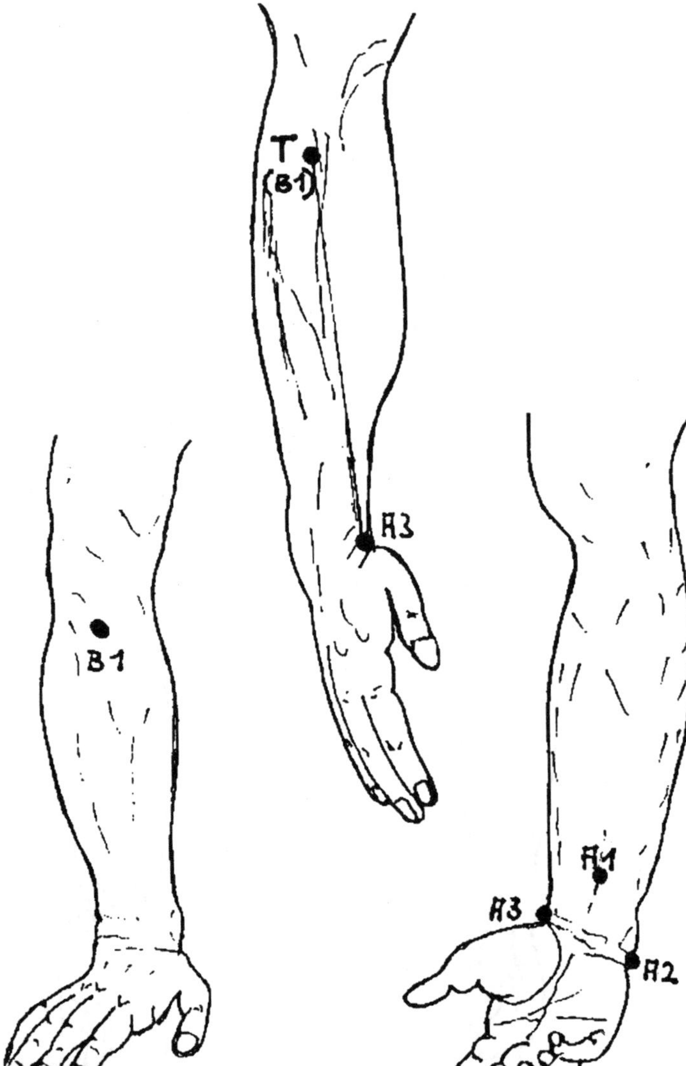

SCHMERZ IM HANDGELENK

Bei Schmerzen im Handgelenk drücken sie zuerst den Punkt B 1.

Dieser Punkt ist zugleich ein Testpunkt **T** (siehe Abbildung).

Der entstehende Schmerz muß zum Punkt A 3 und Handgelenk ziehen.

Behandeln sie zuerst die Punkte **A 1** und **A 3** mehrmals, danach den Punkt **B 1** (= T).

Behandeln sie den Arm bis der Schmerz merklich nachläßt.

Die Behandlung eventuell an anderen Tagen wiederholen.

HAND WIE LAHM

langsam und kalt, kein Gefühl in den Fingern.

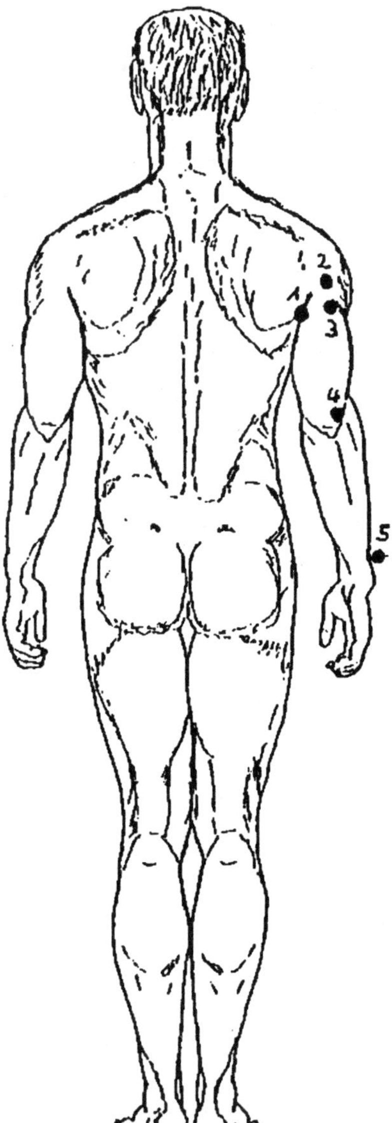

Punkt 1 liegt in der hinteren Armfalte. Die fühlbare Sehne mit nach oben drücken.

Punkt 2 befindet sich seitlich am Bizeps.

Punkt 3 liegt zwei Fingerbreit unterhalb des Punkt 2.

Punkt 4 liegt am distalen Ende des Oberarmknochens.

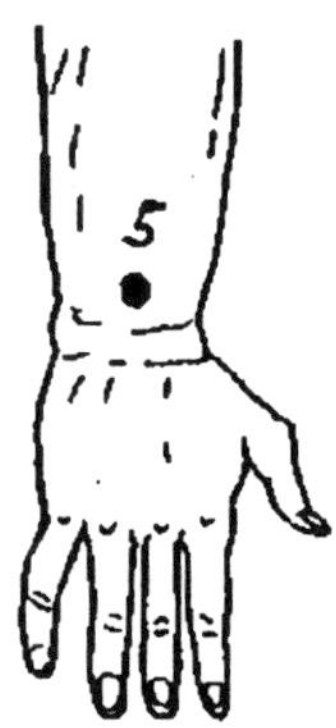

Punkt 5 befindet sich ein Fingerbreit vor dem distalen Ende von Ulna und Radius und in der Mitte zwischen beiden.

SCHMERZEN IM HANDGELENK
(seitlich rechts und links, sowie in der Mitte.)

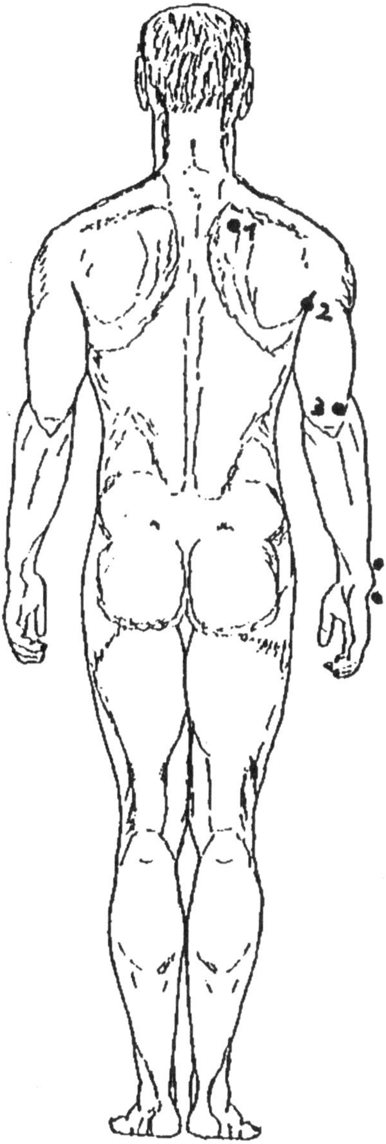

Punkt 1 befindet sich am oberen Schulterblattwinkel

Punkt 2 liegt direkt in der hinteren Armfalte. Die fühlbare Sehne wird mit hochgedrückt.

Punkt 3 befindet sich auf der zweiten Armlinie, kurz vor dem seitlichen Ende des Oberarmknochens (Epicondylus humeri lateralis)

Punkt 4 liegt Mitte Handwurzel zwischen dem distalen Ende von Ulna und Radius (Handrücken).

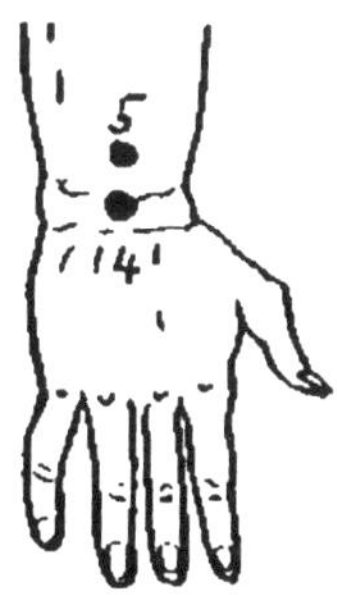

Punkt 5 liegt ein Fingerbreit entfernt von Punkt 4.

SCHMERZEN IM GANZEN HANDGELENK
(bei jeder Bewegung)

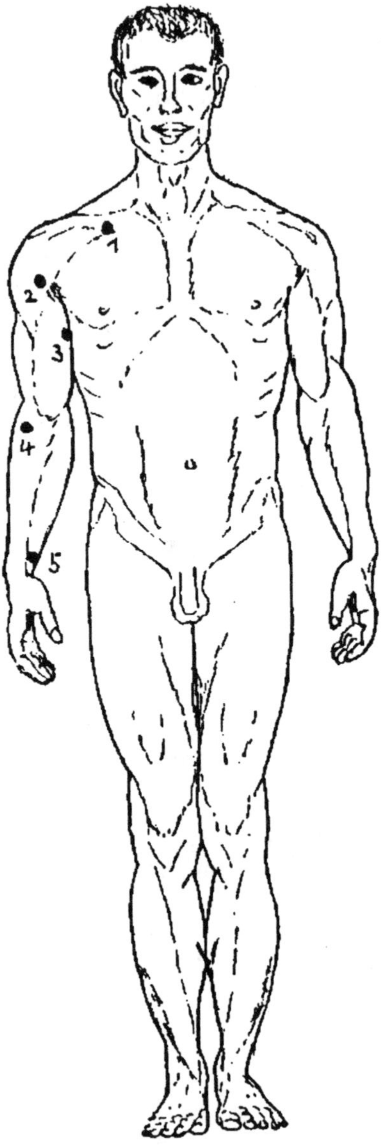

Punkt 1 liegt in der Schlüsselbeingrube.

Punkt 2 befindet sich auf dem Bizeps.

Punkt 3 liegt vier Fingerbreit Mitte Oberarm, unterhalb der Achselgrube.

Punkt 4 befindet sich über dem Musc. brachioradialis. Es ist die zweite Armlinie.

Punkt 5 liegt drei Fingerbreit vor der Handwurzel in der Mitte zwischen Elle und Speiche.

VERRENKTER DAUMEN
und / oder KLEINFINGER

1. verrenkter Daumen :

Punkt 1 ist der Daumenpunkt und wird zuerst behandelt, danach
Punkt 7. Er befindet sich zwischen dem Processus des Radialknochens und derBasis des Mittelhandknochens I. In Pfeilrichtung verschieben.

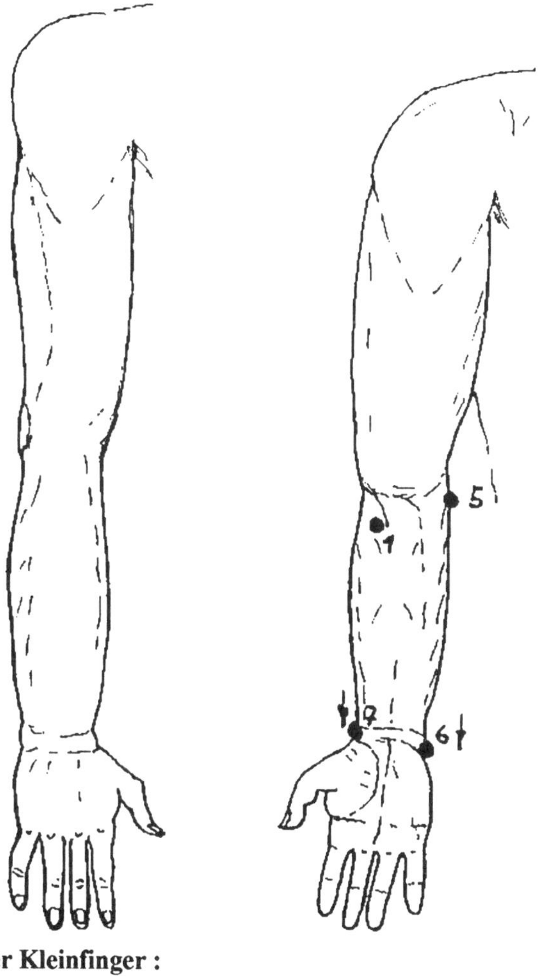

2. verrenkter Kleinfinger :

Punkt 5 ist der Kleinfingerpunkt. Zuerst behandeln, danach **Punkt 6.** Er befindet sich zwischen dem Processus der Elle und der Basis des Mittelhandknochen V. Erst drücken, dann in Pfeilrichtung verschieben.

FINGER
(Bei Schmerzen in den Fingern)

Wenn sie **Punkt 1** drücken und gefunden haben, spürt der Patient ein Ziehen bis in den Daumen :

Bei **Punkt 2** in den Zeigefinger. Er liegt ca. drei Fingerbreit unterhalb der Beugefalte.

Bei **Punkt 3** in den Mittelfinger. Er befindet sich ca.zwei Fingerbreit von Punkt 4 entfernt, über dem Musc. flexor pollicis.

Bei **Punkt 4** in den Ringfinger. Dieser liegt direkt am Knochen.

Bei **Punkt 5** in den Kleinfinger. Dieser Punkt befindet sich direkt am Knochen (siehe Abbildung).

All diese Punkte sind mit den Punkten direkt am dritten Fingergelenk kombinierbar und verbessern oft deren Beeinflußbarkeit.

FINGER

Alle Fingerpunkte

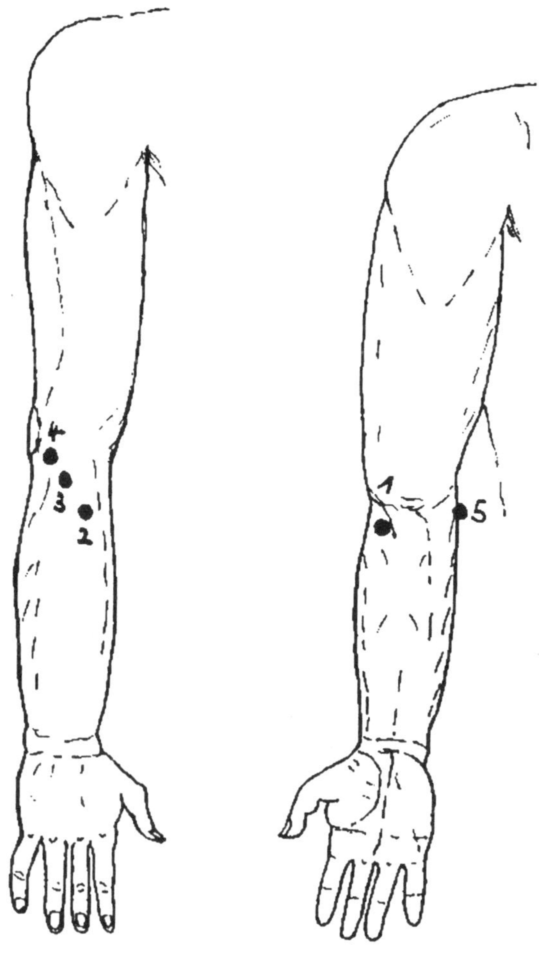

Dies sind die Punkte bei Schmerzen in den Fingern.

VERRENKTE FINGER

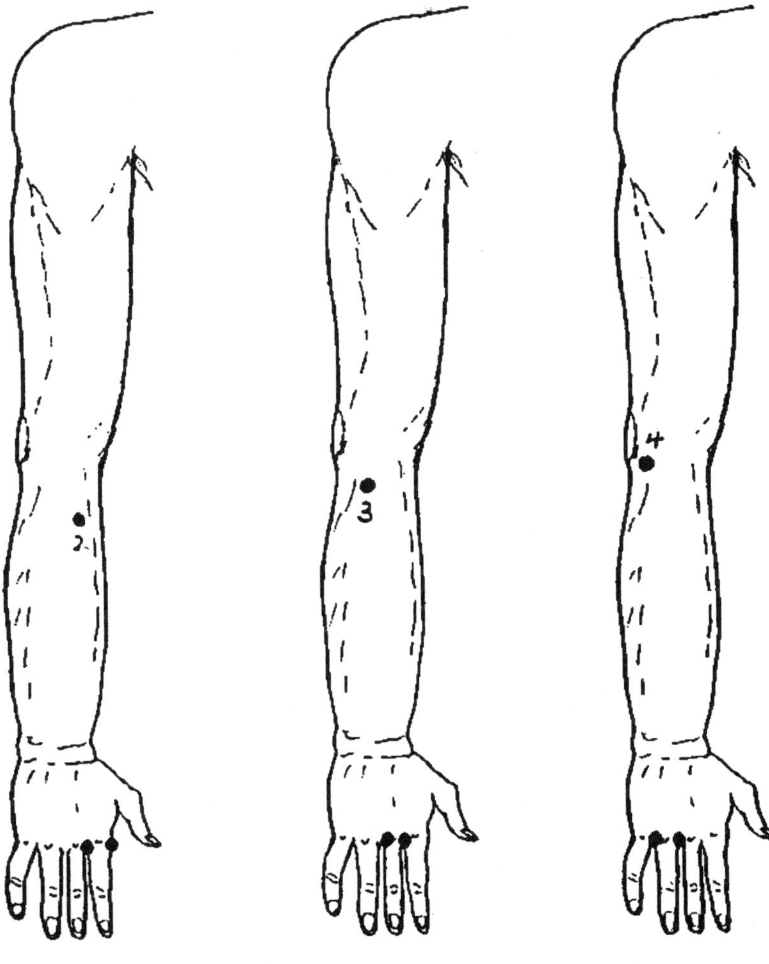

Punkt 2 Dieser Punkt zieht zum Zeigefinger. Die Punkte am Finger befinden sich direkt am Gelenk.
Punkt 3 zieht zum Mittelfinger. Die Punkte am Finger sind ebenfalls direkt am Gelenk.
Punkt 4 ist im Ringfinger spürbar. Auch diese Punkte befinden sich direkt am Gelenk.

HANDGELENK geschwollen

Beide Punkte mehrmals ca. zehn Sekunden drücken.

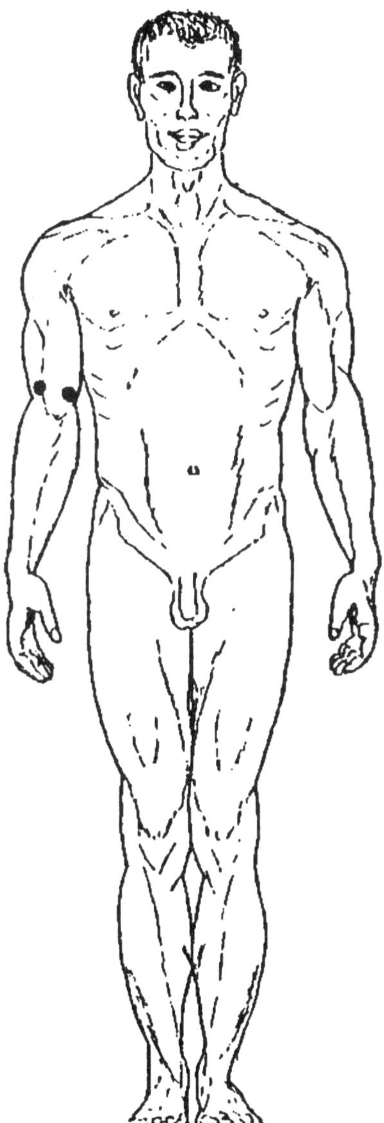

OBSTIPATION

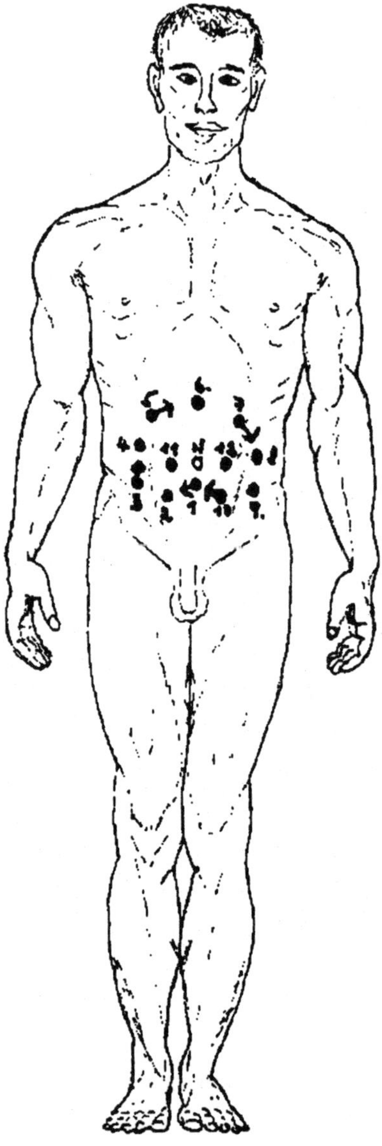

Bei Verstopfung massieren sie im Uhrzeigersinn, da dies die Perestaltik anregt.

Beginnen sie mit dem Nabel N, danach massieren sie Punkt 1 auch Anuspunkt genannt (Sen Sukhumang, er befindet sich ein Fingerbreit unterhalb des Nabels.

Punkt 2 bis 10 massieren sie im Uhrzeigersinn.

Zuletzt wieder die Punkte 1 und N (Nabel) massicren.

Die Punkte 11 und 12 kön-können zusätzlich behandelt werden.

Am besten behandeln sie die Punkte mit Fingerdruck. Zeige- Mittel- und Ringfing-er benützen, wovon der Mittel-finger die meiste Arbeit tut.

BLÄHBAUCH

MERKE : Keine Massage bei vollem Magen !
Patient sehr genau beobachten.
Vorsichtig und mit „Gefühl“ pressen.
Gegen die Perestaltik arbeiten.

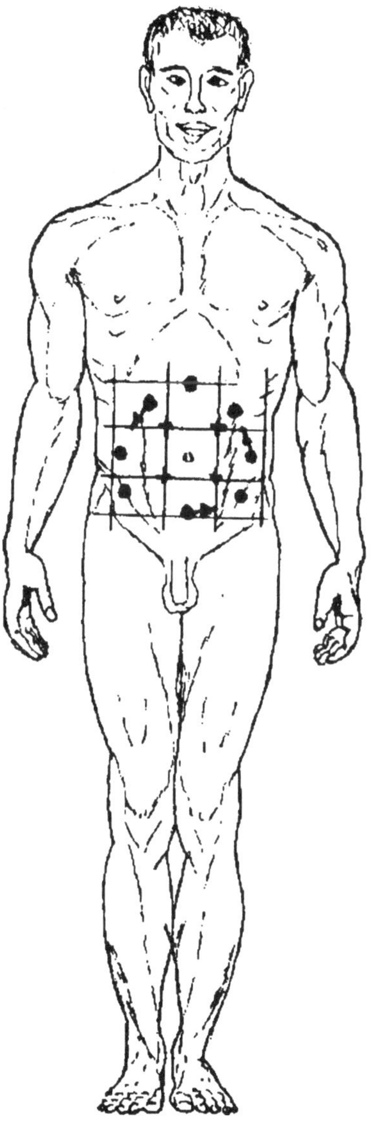

Der Patient liegt auf dem Rücken, sie sitzen auf der rechten Seite. Arbeiten sie mit beiden übereinanderliegenden Handflächen im Handballendruck. Drücken sie die vor ihnen liegende rechte Seite nach unten und zählen sie bis sechs. Dann rollen sie mit dem Handballen zur linken Seite. Eventuell wiederholen.

Nun teilen sie (in Gedanken) den Bauch in neun Quadrate ein (siehe Abbildung). Der Nabel bildet den Mittelpunkt im mittleren Quadrat.

Beginnen sie über dem Schambein entgegen dem Uhrzeigersinn und verweilen sie 3 - 4 Sekunden inmitten jeden Quadrats. Arbeiten sie von außen nach innen, lassen sie aber das Quadrat, in dem der Nabel liegt, bis zuletzt aus.
Jetzt pressen sie die vier (gedachten) Eckpunkte des mittleren Quadrats.

Zuletzt, also erst jetzt pressen sie über dem Nabel und halten den Druck für ca. zehn Sekunden.
Diese Behandlung kann auch mit Fingerdruck gemacht werden.

RÜCKENSCHMERZEN wiederkehrend

Bei wiederkehrenden Rückenschmerzen zuerst die **Punkte 1 bis 4** am Rücken und am Bein hinten die **Punkte 5 bis** 7 behandeln.
Anschließend behandeln sie **Punkt 10,** der sich ca. zwei Fingerbreit seitlich unterhalb des Nabels befindet.
Danach **Punkt 11,** sie finden ihn ca. fünf Fingerbreit oberhalb des Knies auf der zweiten Beinlinie außen (lateral).
Nun kommt der **Punkt 9,** dann der **Punkt 8,** die beide auf der dritten Beinlinie innen (medial) liegen.
Alle Punkte sollten mehrmals,mindestens jedoch zweimal behandelt werden.

SCHMERZEN IM BEREICH DER LENDENWIRBELSÄULE :

Schmerzen in diesem Bereich (siehe Abbildung, schraffierte Stelle) beim Heben des Fußes, strahlt aber nicht ins Bein aus.

Bei Ausstrahlung in das Bein nicht massieren !
Patient zum Arzt schicken !

Patient in Rückenlage :
Beginnen sie mit **Punkt 12** , ca. drei Fingerbreit seitlich unterhalb des Nabels. Danach kommt **Punkt 13.** Sie finden diesen ca. zehn Fingerbreit oberhalb der Kniescheibe auf der zweiten Beinlinie außen (lateral).

Patient in Bauchlage :
Fangen sie mit **Punkt 9** an. Er befindet sich ca. vier Fingerbreit über dem Ansatz der Achillessehne.
Punkt 8 liegt auf der dritten Beinlinie innen (medial), in der Mitte zwischen Kniekehle und Ferse.
Punkt 7 befindet sich auf der gleichen Linie wie Punkt 9 und 8. Er liegt in der Kniekehle , ein Fingerbreit unterhalb der Falte.
Punkt 5 finden sie in der Gesäßfalte. Schieben sie diesen Punkt (nachdem sie ihn mindestens drei Sek, gedrückt haben) in Richtung Sitzbein.
Punkt 6 liegt etwa in der Mitte des Oberschenkels und zwar seitlich. Auch diesen Punkt in Pfeilrichtung drücken.
Zuletzt massieren sie nun die Punkte im Schmerzgebiet.
Punkt 1 bis 4 vorsichtig und mehrmals , wie alle Punkte, massieren.

RÜCKENSCHMERZEN wiederkehrend

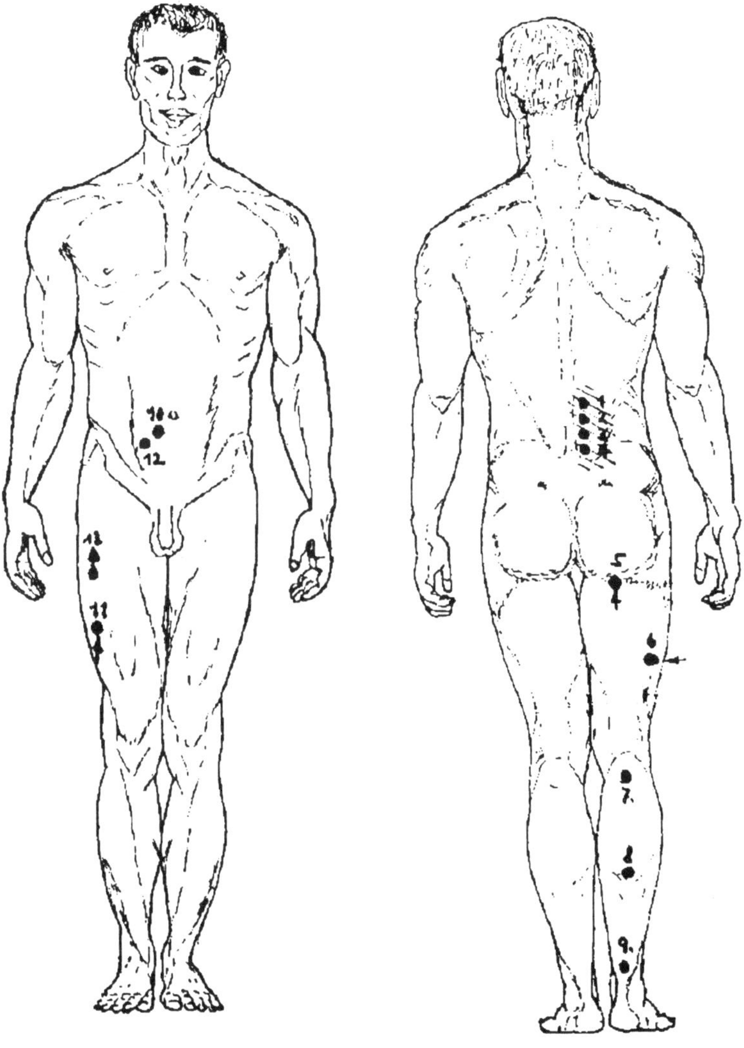

SCHMERZEN IM BEREICH DER WIRBELSÄULE

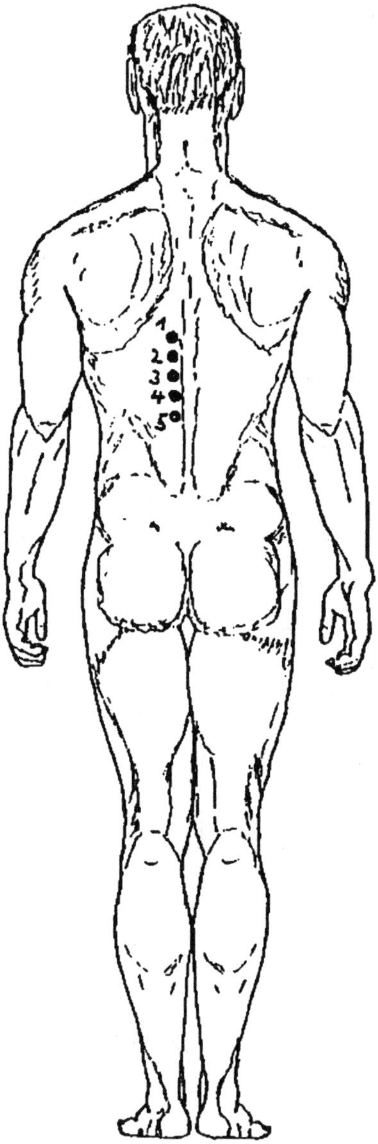

Punkt 1 Schmerzen im Brustwirbelbereich. Der Punkt liegt in Höhe des unteren Schulterblattwinkels.

Punkt 2 Schmerzen im Brustwirbelbereich, die nach vorne ausstrahlen.

Punkt 3 Schmerzen beim Aufrichten der Wirbelsäule

Punkt 4 Schmerzen beim nach unten Krümmen der Wirbelsäule und beim Aufrichten.

Punkt 5 Schmerzen beim Aufrichten der Wirbelsäule

BRUSTSCHMERZ AN EINEM PUNKT

Dieser Punkt befindet sich eine Rippe unterhalb des Schlüsselbeines.

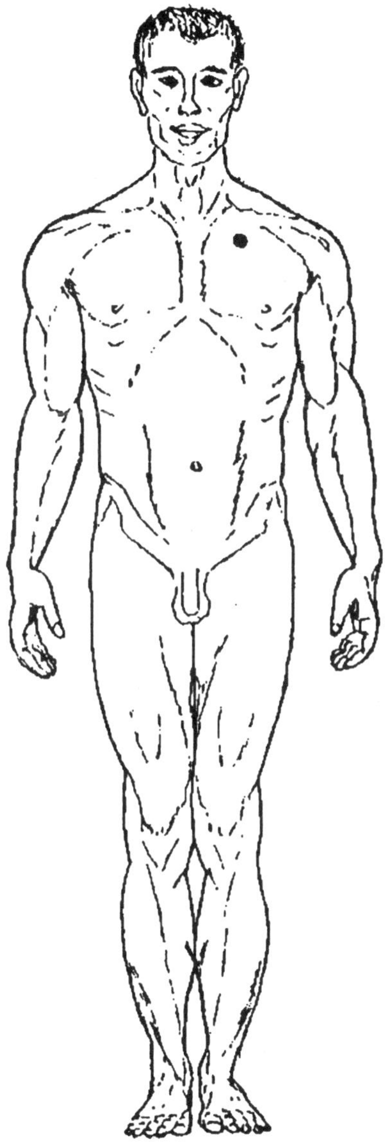

BRUSTSCHMERZ (IM BEREICH DER PUNKTE)

Die Punkte liegen im Bereich der zweiten Rippe unterhalb des Schlüsselbeines.

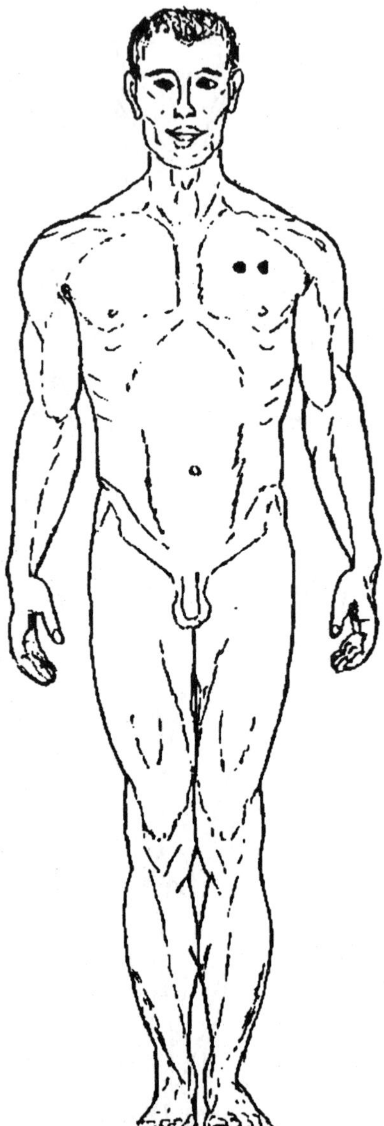

SCHMERZEN SEITLICH AM BRUSTKORB

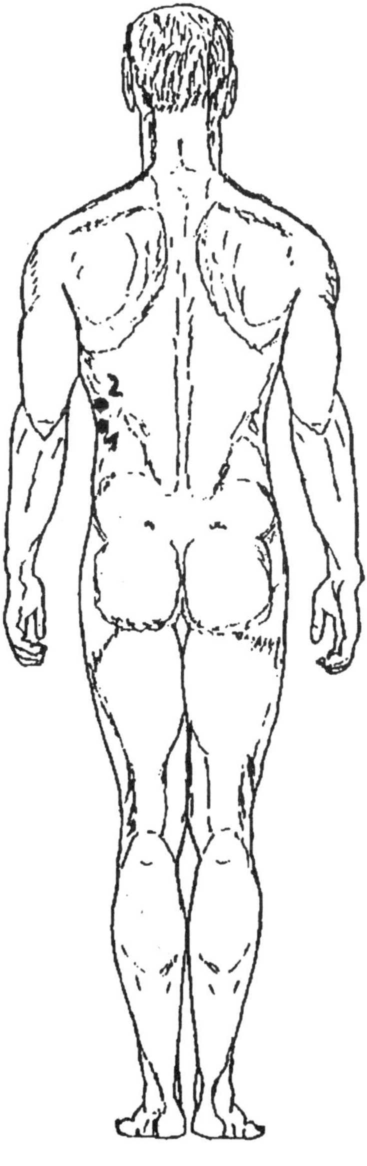

Schmerz beginnt unter dem Arm und geht bis zum Rippenbogen.

Punkt 1 befindet sich zwischen der dritten und vierten Rippe von unten.

Punkt 2 liegt eine Rippe weiter oberhalb.

BRUST- UND LENDENWIRBELSÄULEN - SCHMERZ

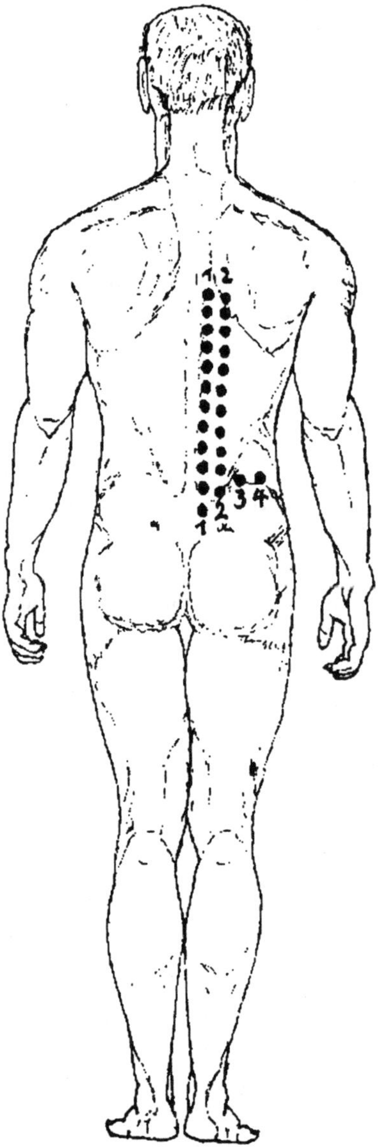

Bei Schmerzen behandeln sie zuerst die senkrechten **Punkte 1**. Massieren sie direkt entlang der Wirbelsäule von unten nach oben bis zwischen den fünften und vierten Brustwirbel und wieder zurück.

Danach behandeln sie die **Punkte 2** in gleicher Weise. Diese liegen ein Fingerbreit neben den Punkten 1.

Die **Punkte 3** und **4** liegen am oberen Darmbeinrand.

RÜCKENSCHMERZEN einseitig im Lendenbereich

Punkt 1 liegt fünf Fingerbreit über dem Knie auf der 2. Beinlinie.
Punkt 2 befindet sich zwischen der mittleren und der zweitletzten Zehe.
Punkt 3 liegt sechs Fingerbreit über dem Rippenbogen auf der zweiten Rückenlinie.

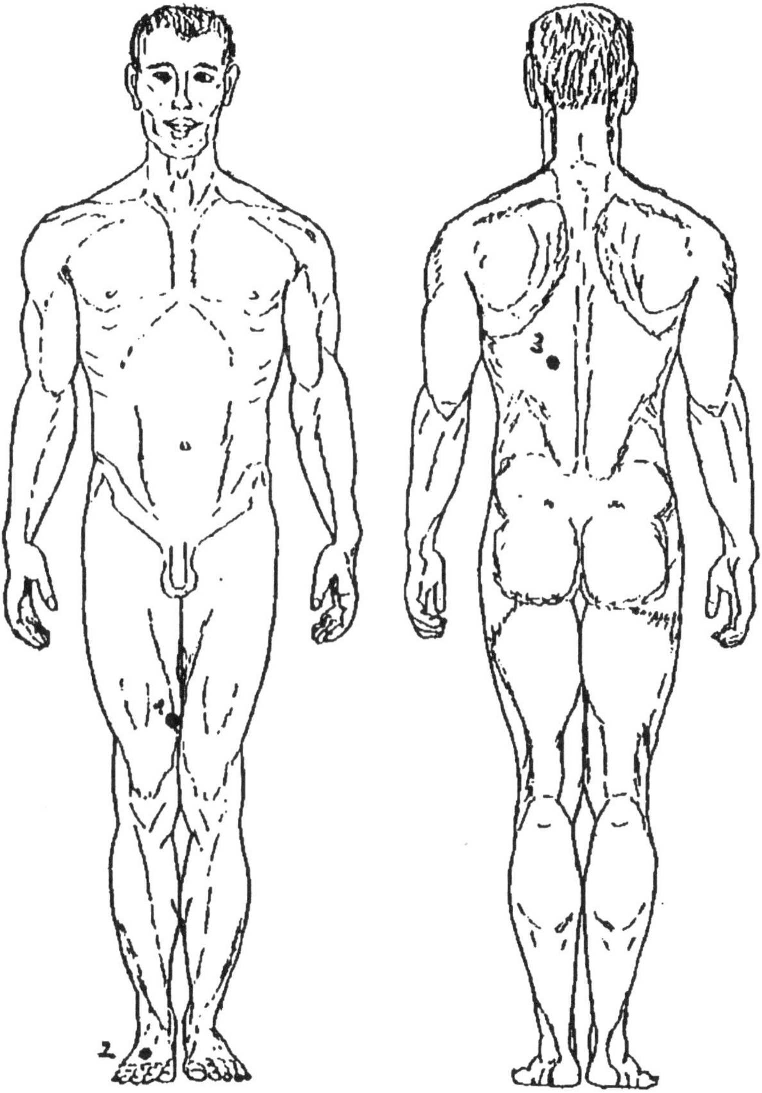

SCHMERZEN IM BEREICH DER BRUSTWIRBELSÄULE UND DEN BEINEN HINTEN

SEN SANDAKHAD (rechts)

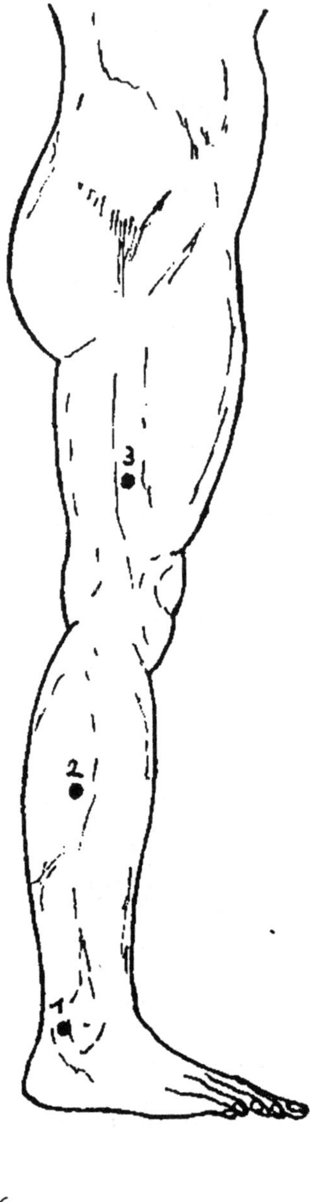

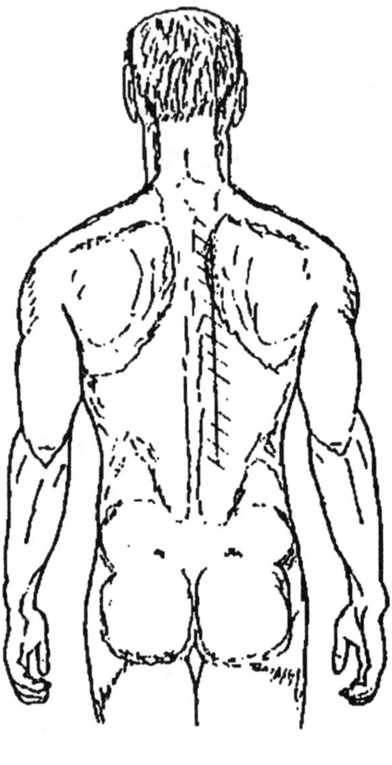

SCHMERZ IM BEREICH DER BRUSTWIRBELSÄULE UND DEN BEINEN HINTEN

SEN SANDAKHAD

(Diese Energielinie verläuft ein Fingerbreit parallel der 2. Rückenlinie und wird in der Grundmassage nicht behandelt.)

Punkt 1 liegt direkt hinten am Fußknöchel (Malleolus) außen.

Punkt 2 befindet sich in der Mitte zwischen Knie und Knöchel auf der zweiten Beinlinie lateral.

Punkt 3 liegt fünf Fingerbreit über dem Knie auf der zweiten Beinlinie lateral (seitlich).

Behandelt wird in Seitenlage, sowohl das rechte, wie auch das linke Bein.

LENDENWIRBELSCHMERZ

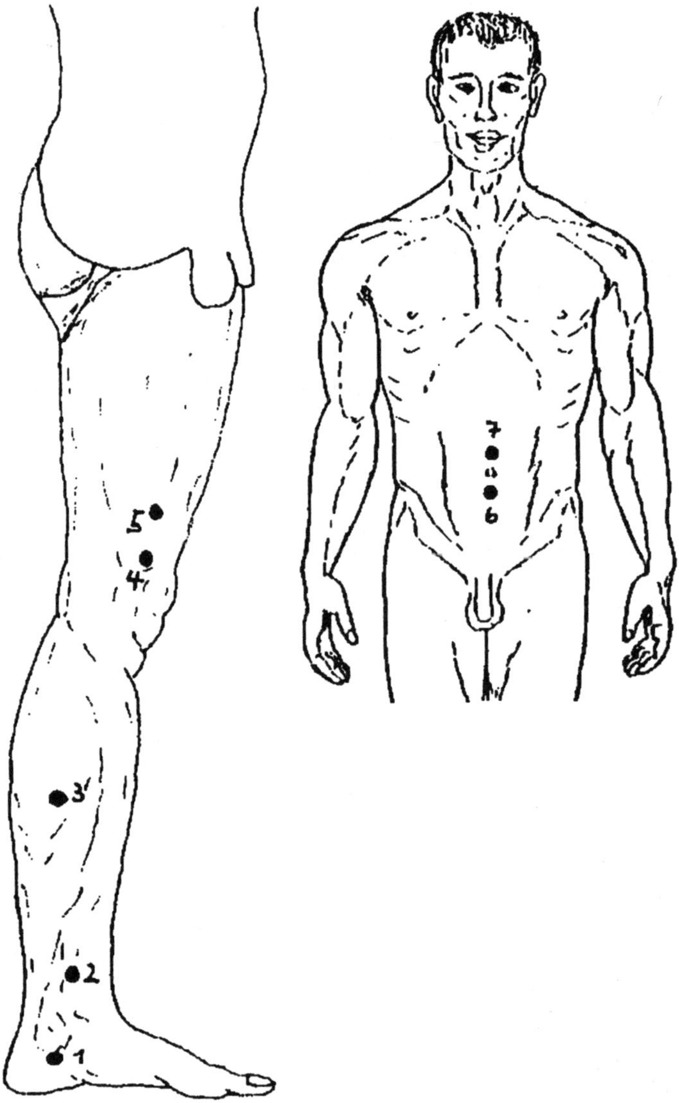

LENDENWIRBELSCHMERZ

Punkt 1 befindet sich direkt unterhalb vom Fußknöchel.

Punkt 2 liegt drei Fingerbreit über dem Fußknöchel auf der ersten medialen Beinlinie.

Punkt 3 befindet sich in der Mitte zwischen Knie und Knöchel auf der zweiten medialen Beinlinie.

Punkt 4 ist zwei Fingerbreit oberhalb des Knies auf der ersten medialen Beinlinie zu finden.

Punkt 5 liegt fünf Fingerbreit oberhalb des Knies auf der ersten medialen Beinlinie.

Punkt 6 befindet sich ein Fingerbreit unterhalb des Nabels.

Punkt 7 liegt ein Fingerbreit über dem Nabel.

Die Punkte 1 bis 5 werden jeweils am rechten und am linken Bein massiert.

RÜCKENSCHMERZ BEIM NACH VORNE - UND RÜCKWÄRTSBEUGEN

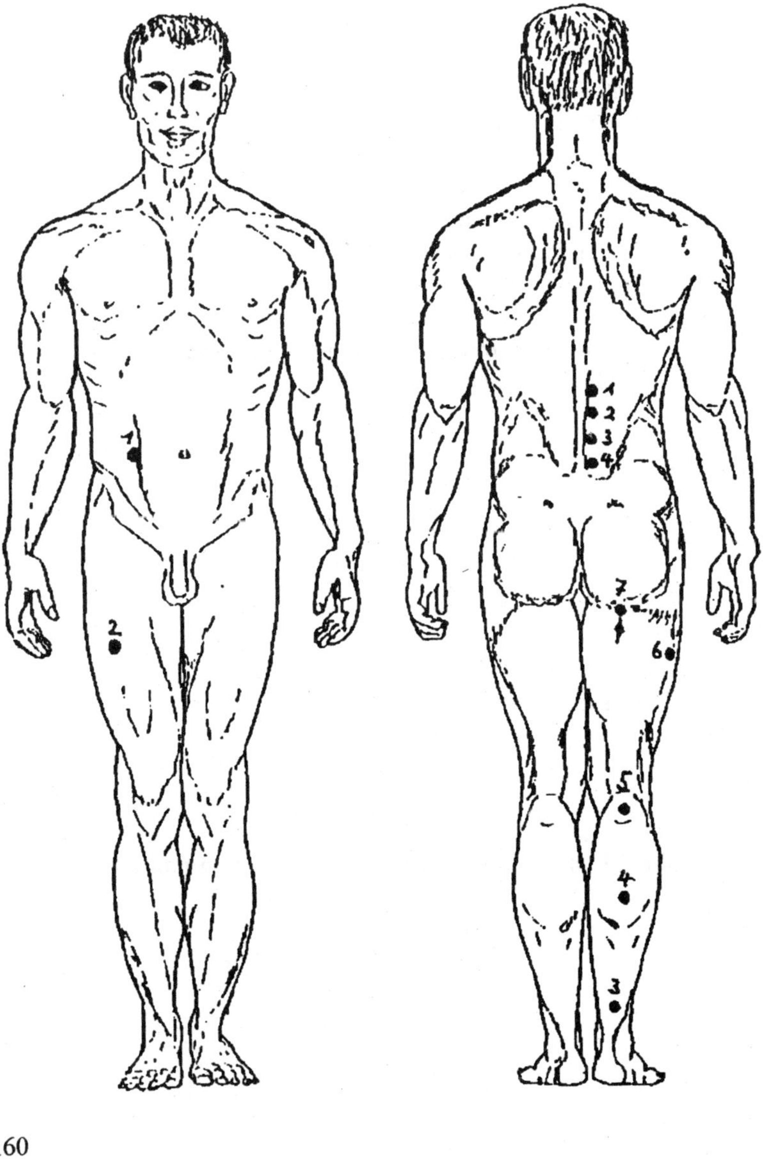

RÜCKENSCHMERZEN BEIM NACH VORNE - UND RÜCKWÄRTSBEUGEN

Lage der Punkte :

Punkt 1 ist fünf Fingerbreit seitlich des Nabels zu finden.

Punkt 2 befindet sich zehn Fingerbreit oberhalb des Knies bei angewinkeltem Bein. Dieses liegt leicht auf dem anderen gestreckten Bein. In dieser Stellung wird Punkt 2 behandelt !

Die Behandlung der folgenden Punkte erfolgt in Bauchlage und Reihenfolge :

Punkt 3 liegt ca. vier Fingerbreit über der Ferse.

Punkt 4 befindet sich in der Mitte der Wade.

Punkt 5 ist ca. ein Fingerbreit unterhalb der Kniefalte zu finden.

Punkt 6 liegt Mitte Oberschenkel lateral.

Punkt 7 liegt am Ansatz der Gesäßfalte. Richtung Sitzbein verschieben.

Zuletzt behandeln sie die Punkte der ersten Rückenlinie :

Punkt 1 bis 4 befinden sich auf der **ersten Rückenlinie**, also direkt neben der Wirbelsäule und zwischen den Wirbelfortsätzen.

RÜCKENSCHMERZEN NUR BEIM BÜCKEN

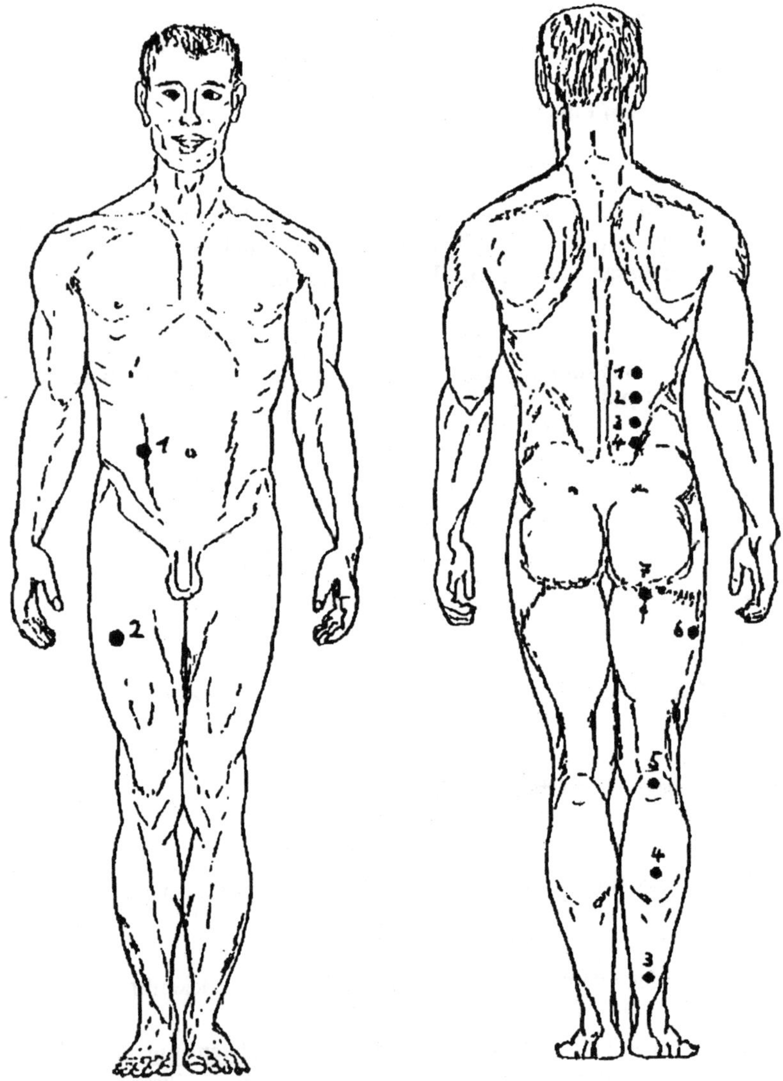

SCHMERZEN NUR BEIM BÜCKEN

Die Behandlung gleicht der bei „Rückenschmerz beim nach Vorne- und Rückwärtsbeugen", mit Ausnahme der Punkte 1 bis 4 seitlich der Wirbelsäule.

In diesem Falle liegen die Punkte auf der zweiten Rückenlinie, also ca. ein Fingerbreit lateral (seitlich) der ersten Rückenlinie und auf gleicher Höhe wie diese.

SCHMERZEN LINKS IM RÜCKEN UND BEIN

SEN BADSAKHAD (links)

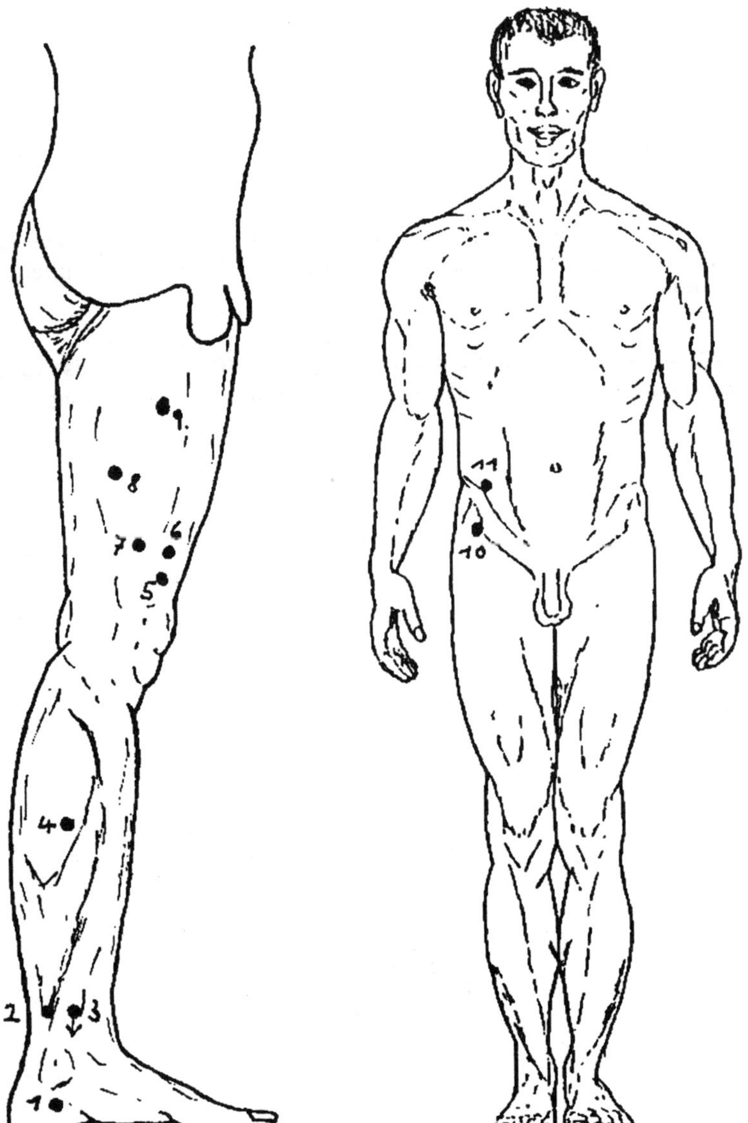

SCHMERZEN LINKS IM RÜCKEN UND BEIN

SEN BADSAKHAD (links)

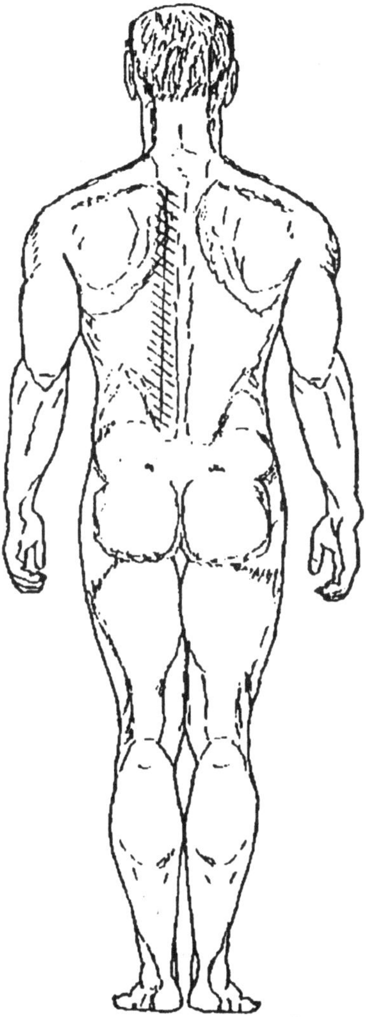

Schmerzzone (schraffiert)

Punkt 1 liegt ein Fingerbreit unterhalb des Knöchels

Punkt 2 befindet sich am Musc. flexor digitorum longus drei Fingerbreit über dem Knöchel (Malleolus)

Punkt 3 liegt über dem Musc. tibialis posterior, ebenfalls drei Fingerbreit über dem Knöchel.

Punkt 4 befindet sich auf der zweiten Beinlinie medial in der Mitte zwischen Knie und Knöchel.

Punkt 5 ist zwei Fingerbreit über den Knie auf der ersten Beinlinie medial zu finden.

Punkt 6 liegt zwei Fingerbreit über dem Punkt 5.

Punkt 7 befindet sich auf der zweiten medialen Beinlinie, fünf Fingerbreit über dem Knie.

Punkt 8 liegt fünf Fingerbreit von Punkt 7 entfernt.

Punkt 9 wiederum liegt vier Fin gerbreit von Punkt 8.

Punkt 10 befindet sich in der Beinfalte.

Punkt 11 liegt am Darmbeinstachel.

SCHMERZEN SEITLICH DER WIRBELSÄULE UND IN DEN BEINEN HINTEN

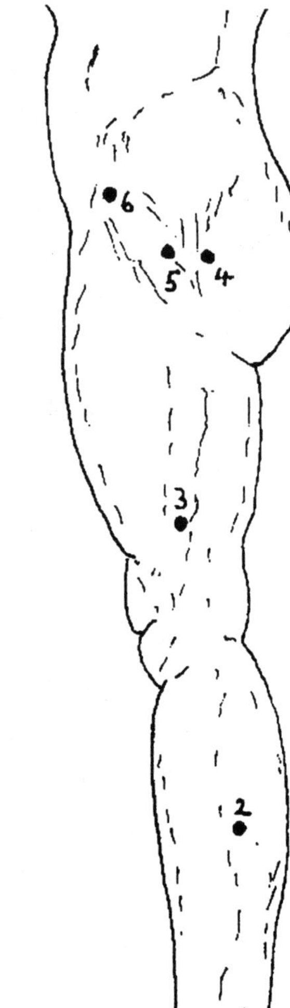

Schmerzzone (schraffiert)

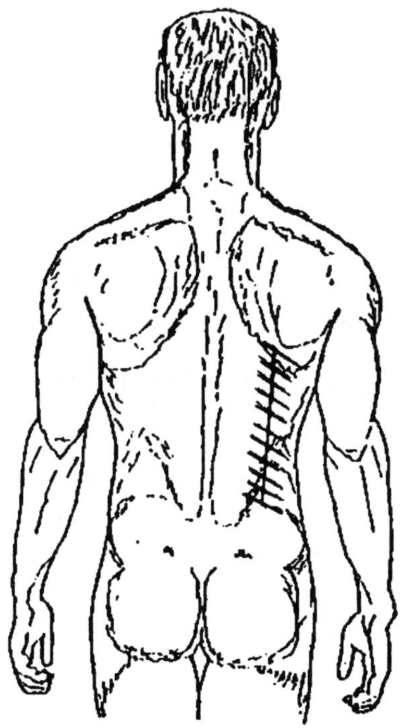

SCHMERZEN SEITLICH DER WIRBELSÄULE UND IN DEN BEINEN HINTEN

Lage der Punkte :

Punkt 1 befindet sich am Knöchel, etwas oberhalb am Musc. peronaeus longus.

Punkt 2 liegt in der Mitte zwischen Knie und Knöchel auf der zweiten Beinlinie lateral.

Punkt 3 ist vier Fingerbreit über dem Knie auf der zweiten Beinlinie lateral zu finden.

Punkt 4 befindet sich drei Fingerbreit unterhalb des Hüftkopfes (Trochanter major)

Punkt 5 liegt zwei Fingerbreit neben Punkt 4.

Punkt 6 befindet sich in der Hüftfalte.

SCHMERZEN IM BEREICH LENDENWIRBEL 5 UND SACRUM

Die Punkte befinden sich über dem rechten und linken Foramina des Sacrums.

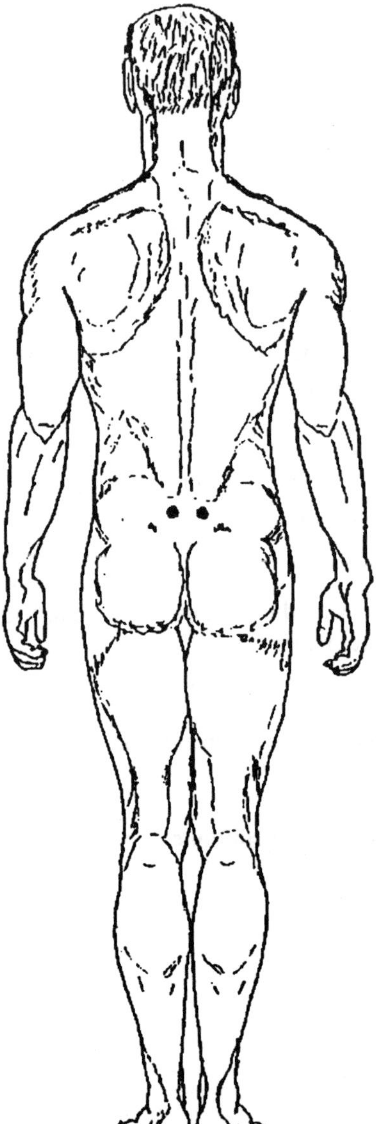

LEICHTER HÜFTSCHMERZ BEIM GEHEN

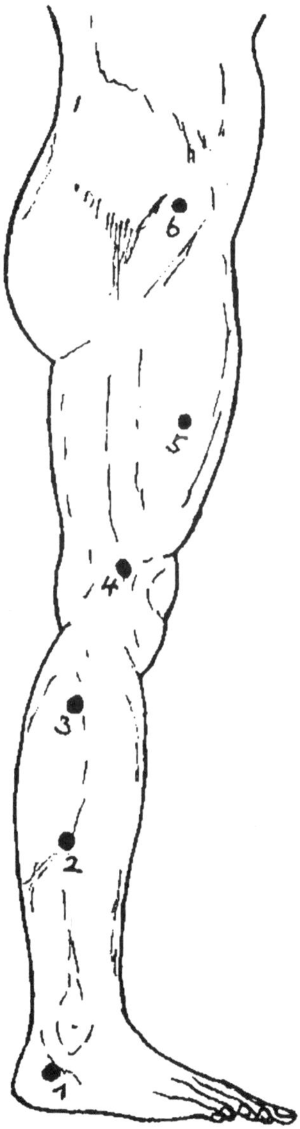

Punkt 1 liegt seitlich am Fersenbein (caleaneus).

Punkt 2 befindet sich auf der zweiten Beinlinie lateral, in der Mitte zwischen Knie und Knöchel.

Punkt 3 ist direkt unter dem Wadenbeinköpfchen (caput fibulae) zu finden.

Punkt 4 liegt seitlich am Knie, wo man den Strang fühlt (tractus iliotibialis).

Punkt 5 befindet sich Mitte Oberschenkel auf der ersten Beinlinie lateral.

Punkt 6 ist vier Fingerbreit unterhalb des Hüftknochens (spina iliaca) zu finden.

HÜFTSCHMERZ BEIM GEHEN

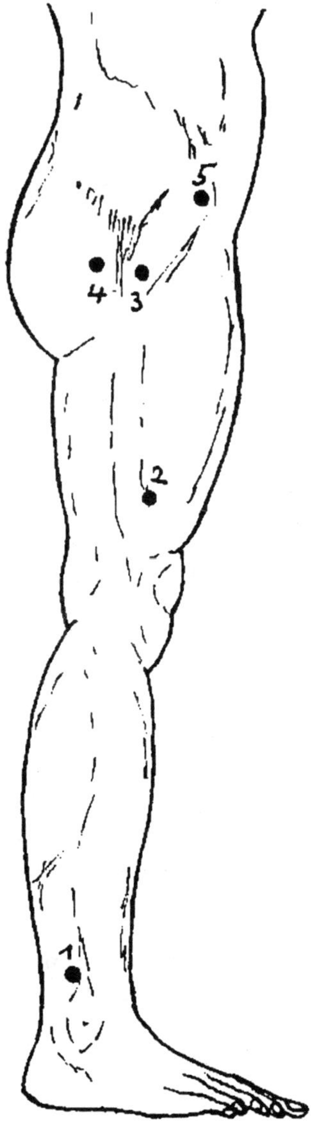

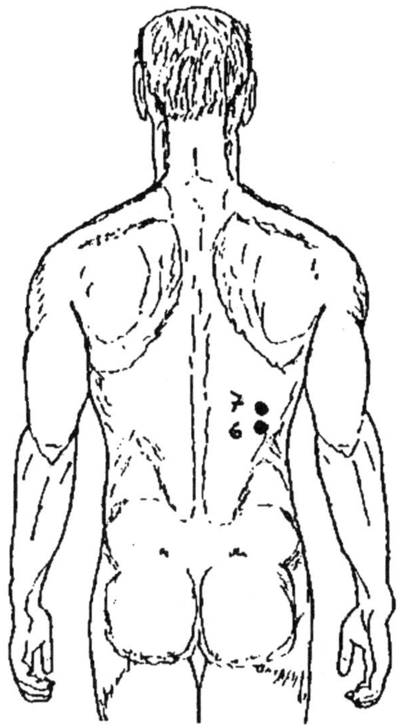

HÜFTSCHMERZ BEIM GEHEN

Lage der Punkte :

Punkt 1 befindet sich auf der zweiten Beinlinie lateral, drei Fingerbreit über dem Knöchel.

Punkt 2 liegt auf der ersten Beinlinie lateral, vier Fingerbreit über dem Knie.

Punkt 3 liegt ebenfalls auf der ersten lateralen Beinlinie , ca. vier Fingerbreit vom Oberschenkelknochenvorsprung (trochanter major) entfernt.

Punkt 4 ist ca. zwei Fingerbreit von Punkt 3 entfernt zu finden.

Punkt 5 befindet sich bei angewinkeltem Bein in der Beinfalte.

Punkt 6 liegt zwischen der zehnten und elften Rippe.

Punkt 7 liegt zwischen der neunten und zehnten Rippe.

HÜFTE UND OBERSCHENKEL SCHWACH UND LAHM

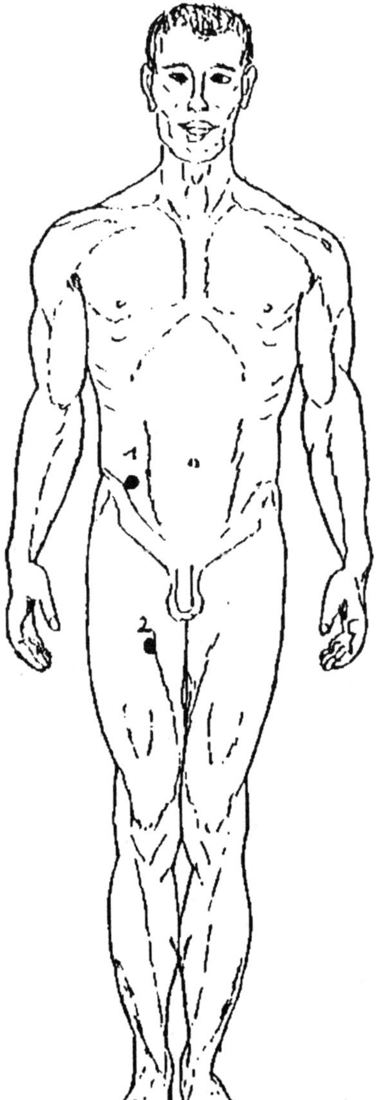

Punkt 1 liegt am Darmbeinstachel (spina iliaca).

Punkt 2 ist auf der ersten Beinlinie medial, Mitte Oberschenkel zu finden

EINSEITIGE VERSPANNUNG
(bis in den Oberschenkel)

Der Punkt befindet sich fünf Fingerbreit über dem Rippenbogen und zwei Fingerbreit seitlich der zweiten Rückenlinie.

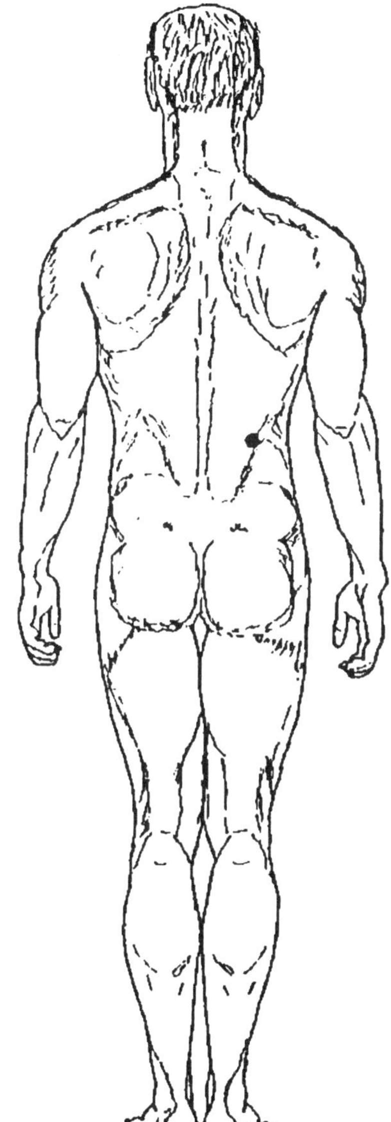

HÜFTSCHMERZ WIEDERKEHREND

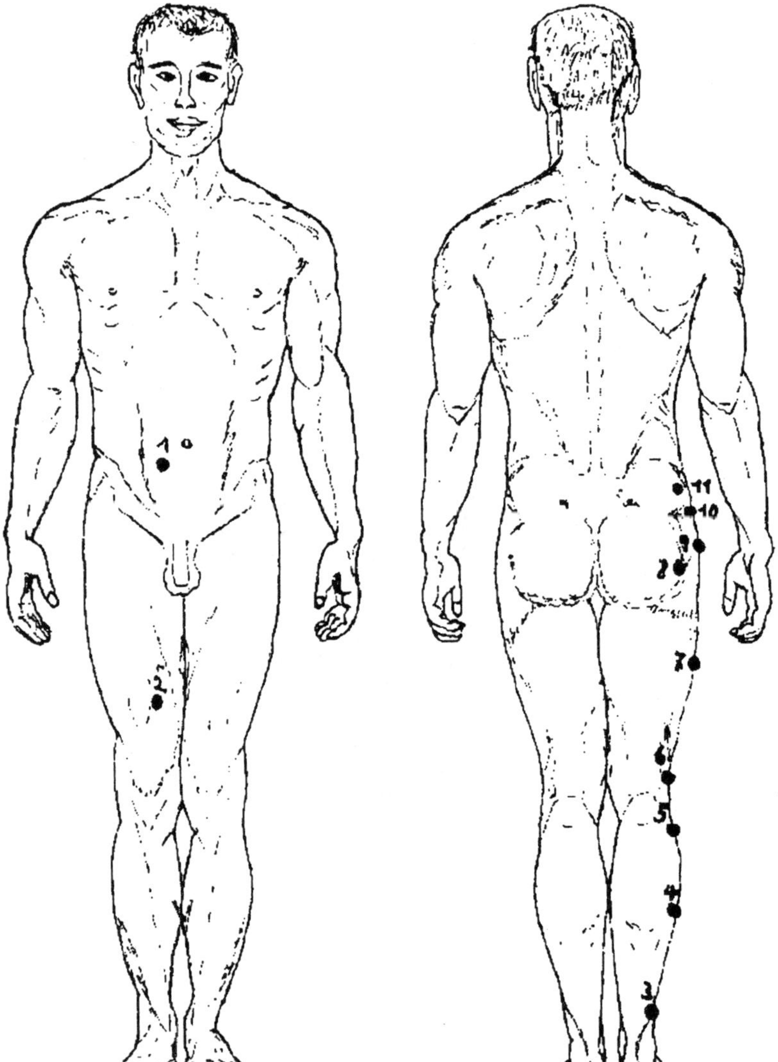

HÜFTSCHMERZ WIEDERKEHREND

Massieren sie Punkt 1 zuerst und dann Punkt 2 .

Punkt 1 liegt zwei Fingerbreit seitlich unterhalb des Nabels
Punkt 2 befindet sich ca. fünf Fingerbreit über dem Knie.

Danach bringen sie den Patient in Seitenlage. Die zu behandelnde Hüftseite muß nach oben zeigen.

Oberes Bein wird angewinkelt, unteres Bein bleibt gestreckt hinter dem angewinkelten Bein liegen.

Nun werden die Punkte 3 bis 11 in Reihenfolge behandelt, also vom Fuß zur Hüfte und wieder zurück.

Es empfiehlt sich die Behandlung je nach Schwere des Falles zu wiederholen.

HÜFTSCHMERZEN BEI BEIN IN BEWEGUNG

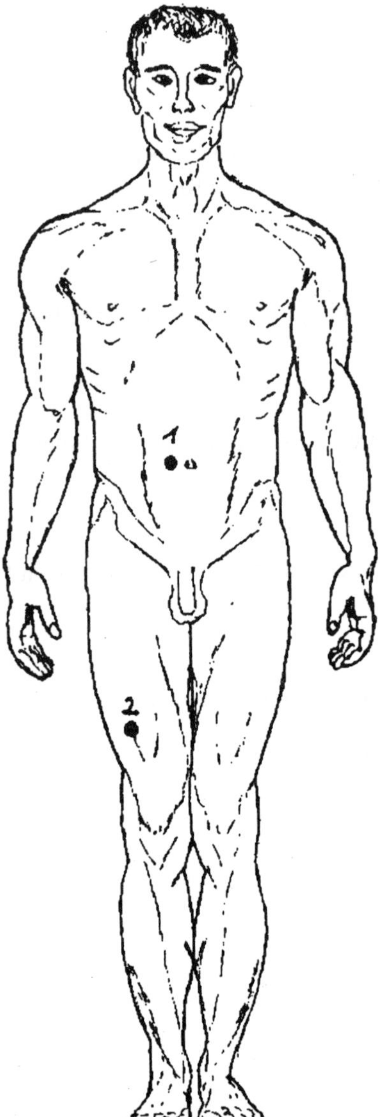

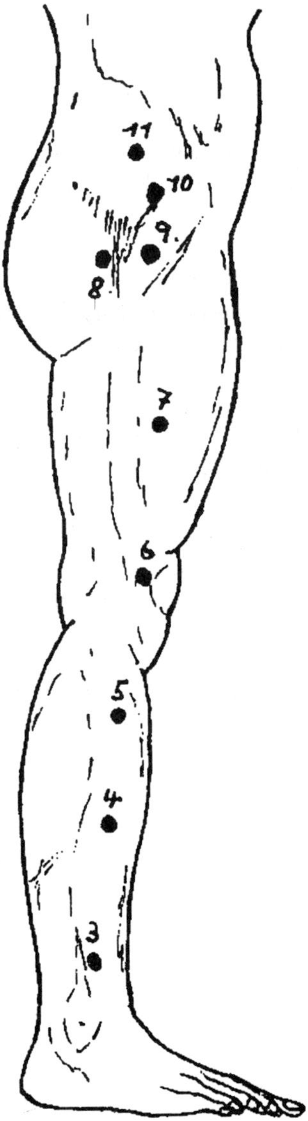

HÜFTSCHMERZ BEI BEIN IN BEWEGUNG

Lage der Punkte :

Punkt 1 befindet sich zwei Fingerbreit seitlich des Nabels.
Punkt 2 liegt fünf Fingerbreit oberhalb des Knies bei angewinkeltem Bein. Das angewinkelte Bein wird leicht auf das gestreckte andere Bein gelegt und Punkt 2 behandelt.

Ab **Punkt 3** wird der Patient von der Rückenlage in die **Seitenlage** gebracht.

Lage der Punkte am angewinkelten Bein :

Punkt 3 drei Fingerbreit über dem Knöchel (malleolus lateralis).

Punkt 4 Mitte zwischen Knöchel und Knie.

Punkt 5 direkt unter dem Wadenbeinknöchelchen (caput fibula).

Punkt 6 am Vorsprung des Oberschenkelknochens (Rand des condylus femoralis).

Punkt 7 Mitte Oberschenkel

Punkt 8 und **9** rechts und links des Hüftgelenks (trochanter major).

Punkt 10 drei Fingerbreit von Punkt 9 entfernt.

Punkt 11 drei Fingerbreit von Punkt 10 entfernt.

SCHMERZEN RECHTS IM RÜCKEN UND BEIN

Sen Badsakhad (rechts)

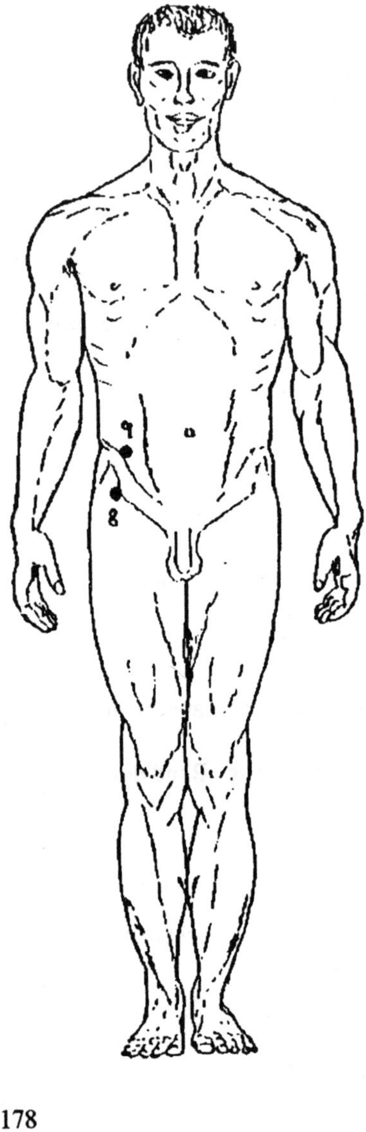

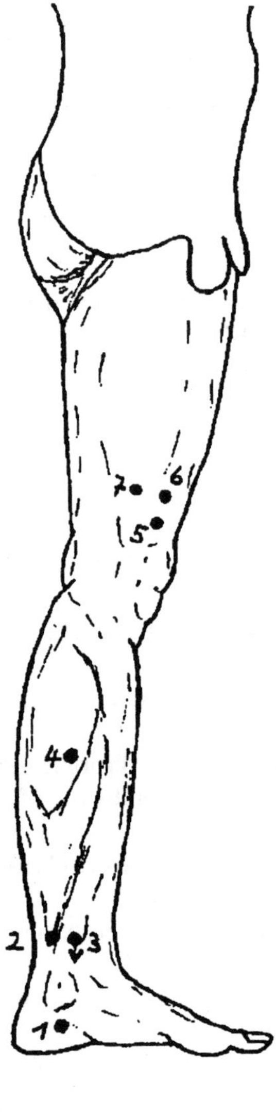

SCHMERZEN RECHTS IM RÜCKEN UND BEIN

Sen Badsakhad (rechts)

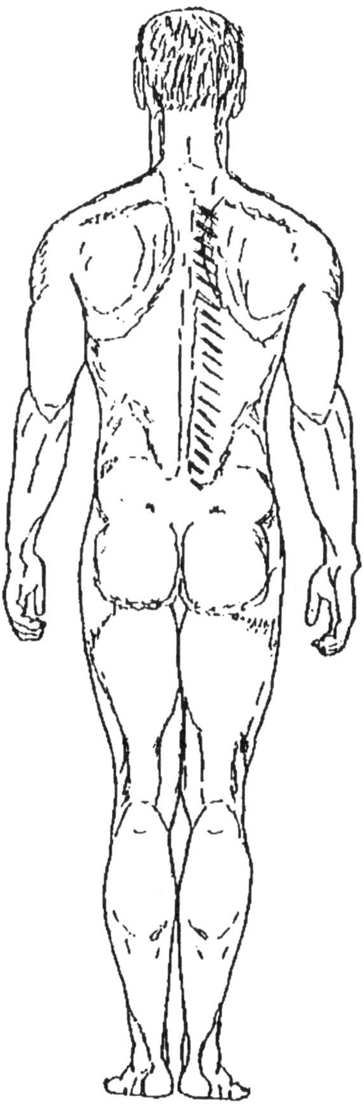

Schmerzzone (schraffiert)

Punkt 1 liegt ein Fingerbreit unterhalb des Knöchels

Punkt 2 befindet sich am Musc. flexor digitorum longus.

Punkt 3 liegt über dem Musc. tibialis posterior, drei Fingerbreit über dem Knöchel.

Dieser Punkt wird nicht mit dem Daumen gedrückt, sondern mit der Handwurzel. Mindestens drei Secunden drücken, dann nach unten verschieben.

Punkt 4 ist auf der zweiten Beinlinie medial in der Mitte zwischen Knie und Knöchel zu finden.

Punkt 5 liegt zwei Fingerbreit über dem Knie auf der ersten Beinlinie medial

Punkt 6 befindet sich zwei Fingerbreit über dem Punkt 5.

Punkt 7 liegt auf der zweiten Beinlinie medial fünf Fingerbreit über dem Knie.

Punkt 8 ist in der Beinfalte zu finden

Punkt 9 befindet sich am Darmbeinstachel.

STARKER HÜFTSCHMERZ

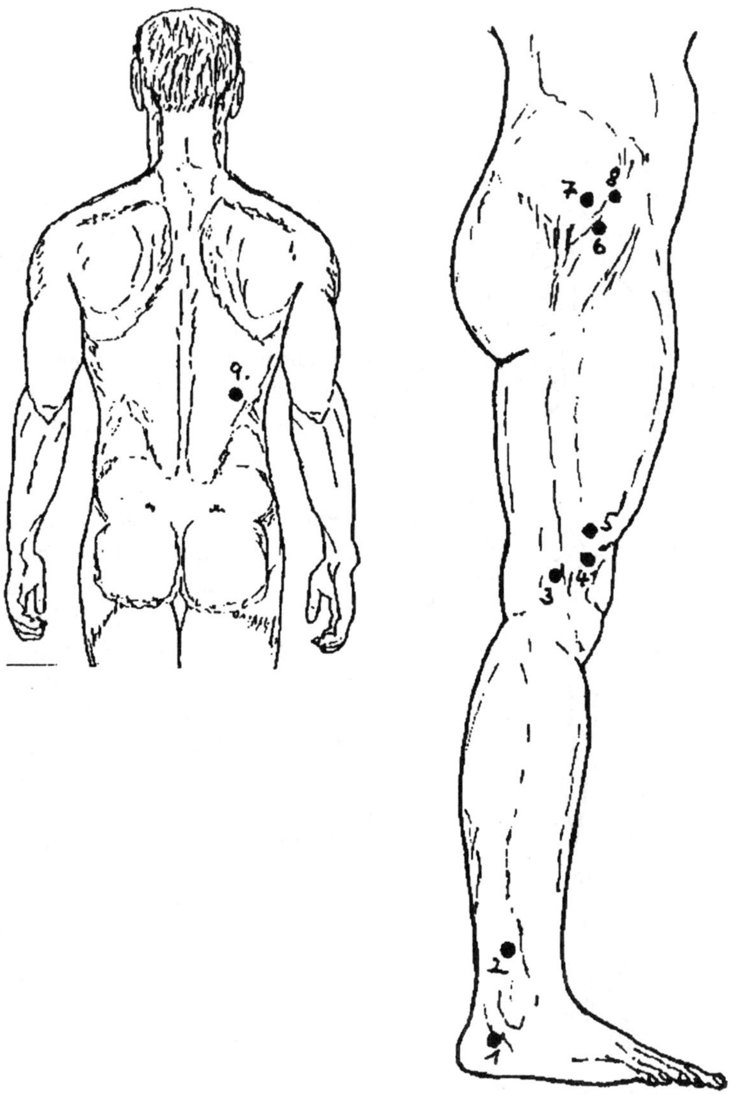

STARKER HÜFTSCHMERZ

Punkt 1 liegt seitlich am Fersenbein (calcaneus).

Punkt 2 befindet sich auf der zweiten Beinlinie lateral, drei Fingerbreit über dem Knöchel.

Punkt 3 ist auf der zweiten Beinlinie lateral zu finden.

Punkt 4 befindet sich ca. zwei Fingerbreit seitlich oberhalb der Kniescheibe.

Punkt 5 liegt ca. zwei Fingerbreit von Punkt 4 entfernt.

Punkt 6 befindet sich über dem Oberschenkelknochenvorsprung (trochanter major)

Punkt 7 ist von Punkt 6 zwei Fingerbreit entfernt.

Punkt 8 liegt ca. zwei Fingerbreit neben Punkt 7.

Punkt 9 befindet sich zwischen der zehnten und elften Rippe.

SCHMERZEN IM GESÄSS

(Bei wiederkehrenden Schmerzen im Gesäß)

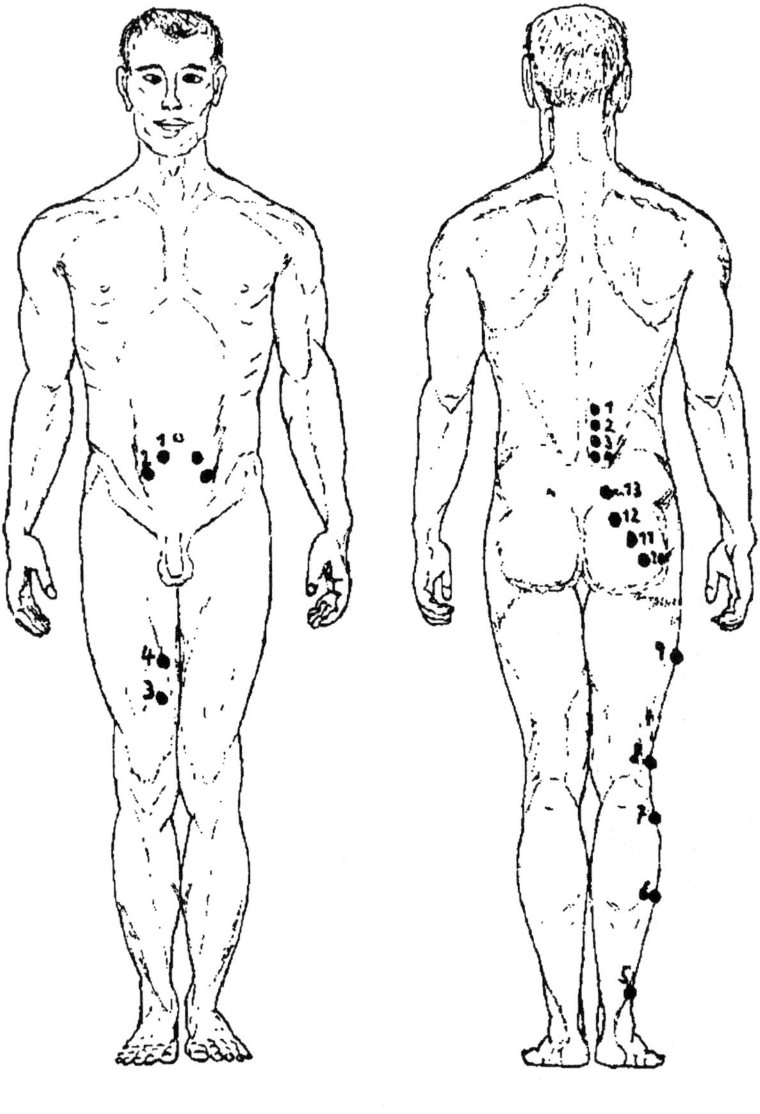

SCHMERZEN IM GESÄSS

(Bei wiederkehrenden Schmerzen im Gesäß)

Patient in Seitenlage :

Wie schon gehabt, bleibt das untenliegende Bein gestreckt und das obere zu behandelnde Bein wird angewinkelt.

Punkt 1 bis 4 liegen direkt neben der Wirbelsäule und werden langsam und mehrmals behandelt.

Danach behandeln sie die Punkte 5 bis 13. Der Abstand der Punkte 10 bis 13 im Gesäßbereich beträgt ca. drei Fingerbreit.

Patient in Rückenlage :

Punkt 1 befindet sich ca. zwei Fingerbreit seitlich unterhalb des Nabels.

Punkt 2 finden sie ca. vier Fingerbreit seitlich unterhalb des Nabels.

Punkt 3 ist ca. fünf Fingerbreit oberhalb des Knies zu finden.

Punkt 4 liegt ca. zehn Fingerbreit oberhalb des Knies.

Sind Schmerzen einseitig, wird die schmerzende Seite behandelt. Sind die Schmerzen beidseitig, sind beide Seiten zu behandeln.

LÄHMUNGEN oder SCHWERE BEINE
(rechts oder links oder beidseitig)

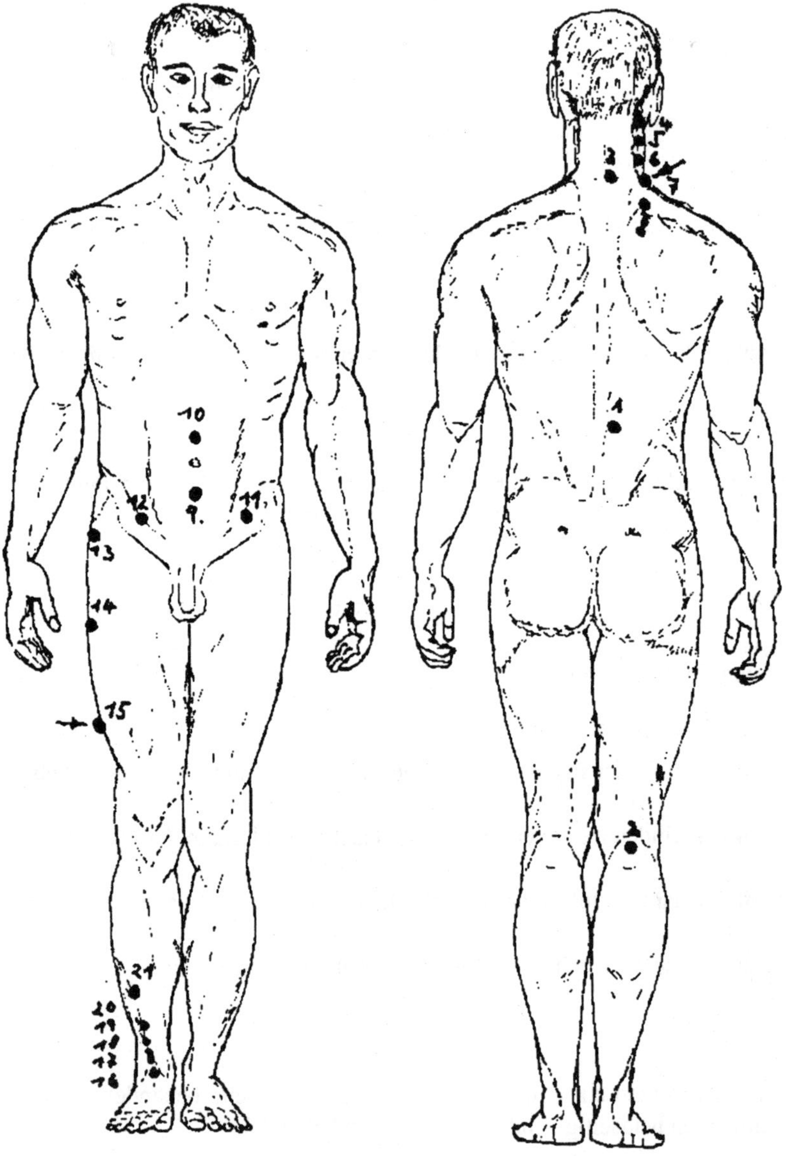

LÄHMUNGEN oder SCHWERE BEINE
(rechts oder links oder beidseitig)

Patient in Bauchlage :

Punkt 1 befindet sich am Rückgrad unterhalb der letzten Rippe.
Auch bei Hexenschuß diesen Punkt behandeln.
Behandeln sie die **Punkte 1 bis 8** der Reihe nach mehrmals.

Patient in Rückenlage :

Nun behandeln sie die **Punkte 9 bis 21** ebenfalls mehrmals der Reihe nach.
Die Punkte 9 und 10 finden sie ca. zwei Fingerbreit oberhalb bzw. unterhalb des Nabels.

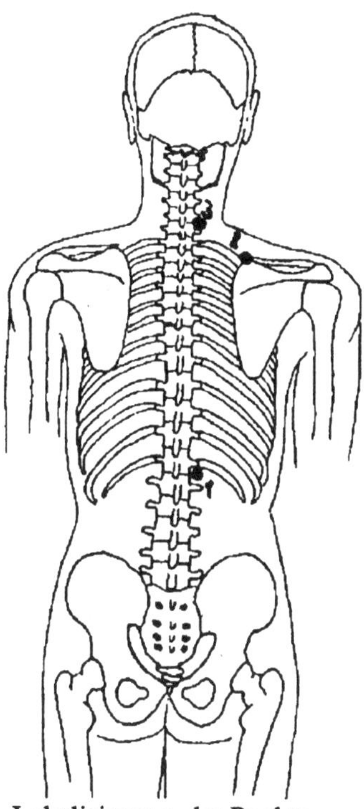

Lokalisierung der Punkte **1, 3** und **8**

Wichtig :

Bei Lähmungserscheinungen **s o f o r t** zum Spezialarzt oder in die Klinik, nicht noch stundenlang zuwarten !

Die oben aufgezeigten Punkte sind oft gute Möglichkeiten, **nachdem röntgenologisch abgeklärt ist welche Ursache vorliegt**, ob also überhaupt massiert werden darf.

Ein Punkt, welcher nicht aufgezeichnet, aber wichtig ist, befindet sich in der Fersenmitte.

BEIN HINTEN VERSPANNT ODER VERKRAMPFT

(besonders Wade und Oberschenkel durch Überanstrengung beim Laufen und Gehen)

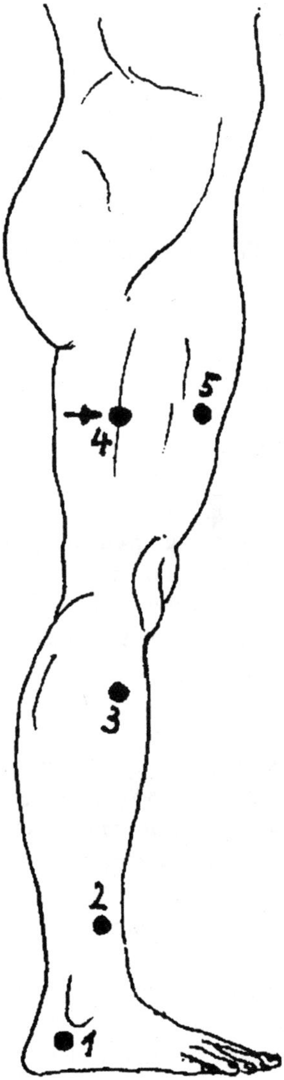

Punkt 1 zuerst behandeln. Sie finden ihn etwas seitlich unterhalb des Knöchels, Richtung Achillessehne.

Punkt 2 ist ca. vier Fingerbreit über dem Fußgelenk zu finden.

Punkt 3 liegt ca. vier Fingerbreit unterhalb des Knies.

Punkt 4 befindet sich etwa fünf Fingerbreit über dem Knie. Behandeln - und den Druck am Ende langsam in Pfeilrichtung verschieben.

Die Punkte 1 bis 4 befinden sich alle auf der zweiten Beinlinie lateral (außen).

Punkt 5 finden sie ca. fünf Fingerbreit über dem Knie, er liegt auf der ersten Beinlinie lateral.

OBERSCHENKEL INNENSEITE
(Schmerz schon bei Berührung)

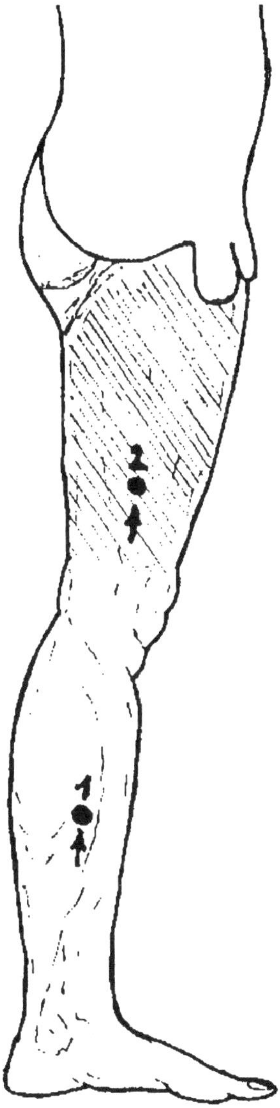

Schmerzzone (schraffiert)

Punkt 1 liegt in der Mitte zwischen Knöchel und Knie. Behandeln und Druck am Ende in Pfeilrichtung verschieben.

Punkt 2 finden sie ca. fünf Fingerbreit über dem Knie. Diesen Punkt ebenfalls in Pfeilrichtung verschieben, aber **langsam**.

SPANNUNG IN DER INNENSEITE DER BEINE

Die Punkte werden am rechten und am linken Bein behandelt.

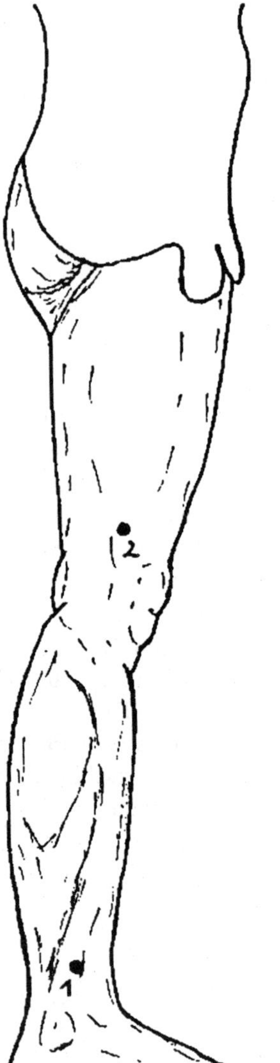

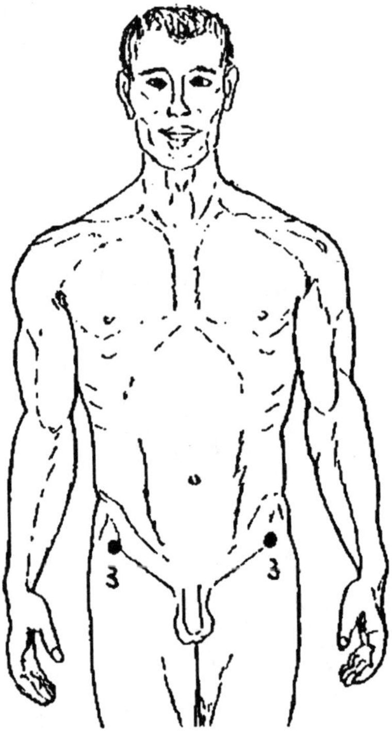

SPANNUNG IN DER INNENSEITE DER BEINE

Die Punkte werden am rechten und am linken Bein behandelt.

Punkt 1 liegt über dem Musculus tibialis posterior, drei Fingerbreit über dem Knöchel.

Punkt 2 befindet sich drei Fingerbreit über dem Knie auf der zweiten Beinlinie medial.

Punkt 3 ist in der Beinfalte zu finden.

SEHNEN SCHMERZHAFT
(schwach beim Stehen oder Gehen)

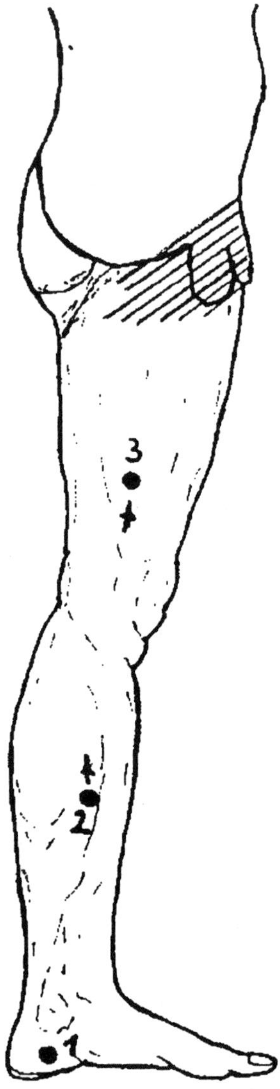

Schmerzzone (schraffiert)

Punkt 1 zuerst drücken. Er ist ca. zwei Fingerbreit unterhalb des Knöchels zu finden.

Punkt 2 liegt in der Mitte zwischen Knöchel und Knie, direkt neben dem Schienbein (tibia). Den Punkt drücken und am Ende Druckpunkt nach oben verschieben.

Punkt 3 ebenfalls zuerst drücken und am Ende den Druckpunkt nach oben verschieben. Diesen Punkt finden sie ca. fünf Fingerbreit über dem Knie.

Alle Punkte liegen auf der zweiten Beinlinie medial (innen).

BEIN SCHWER, KRAFTLOS

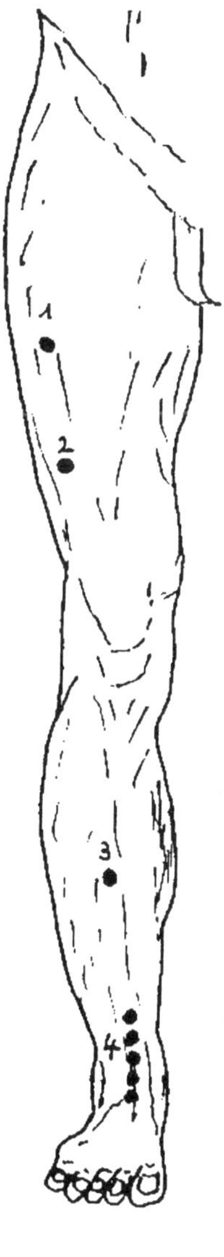

Punkt 1 finden sie ca. zehn Fingerbreit über der Kniescheibe auf der ersten Beinlinie lateral (außen).

Punkt 2 befindet sich ca. fünf Fingerbreit über dem Knie auf der ersten Bein-Beinlinie lateral.

Punkt 3 liegt auf der ersten lateralen Beinlinie, in der Mitte zwischen Knie und Fuß.

Punkt 4 auf die Breite von vier Fingern werden fünf Punkte gedrückt.

Merke : **Punkt 1 und 2 strahlen nach unten.**

KNIESCHMERZ

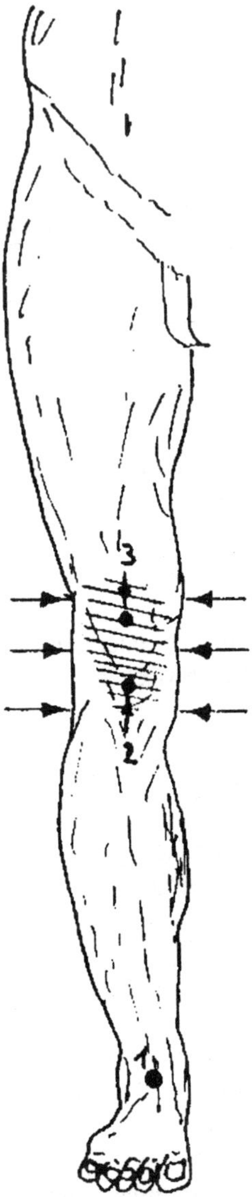

Schmerzzone
(schraffiert)

Punkt 1 liegt genau in der Gelenkgrube zwischen Fuß und Bein.

Punkt 2 und **3** werden bei gestrecktem Bein behandelt. Sie liegen oberhalb und unterhalb am Rand der Kniescheibe. Diese werden bei Behandlung nach oben, bzw. nach unten verschoben (siehe Pfeil).

Die außen und innen am Knie liegenden Punkte - siehe Pfeile - werden bei angewinkeltem Knie behandelt.

Zum Schluß drücken sie den Punkt, der sich in der Mitte der Kniekehle befindet (in Höhe zwischen Punkt 2 und Punkt 3).

LIEGEN

(kann sich nicht nach rechts oder links drehen)

Zuerst den Patienten in die bekannte Seitenlage bringen (unteres Bein gestreckt, oberes Bein angewinkelt).

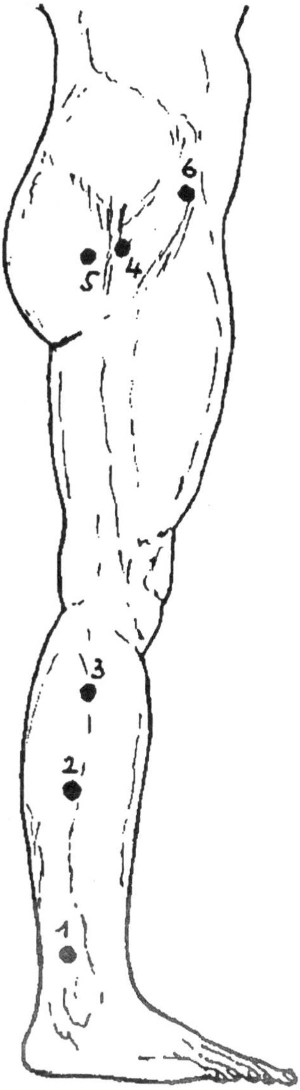

Punkt 1 befindet sich auf der zweiten Beinlinie lateral, drei Fingerbreit über dem Knöchel.

Punkt 2 liegt auf der dritten Beinlinie lateral, in der Mitte zwischen Knie und Ferse.

Punkt 3 ist direkt unten am Wadenbeinköpfchen zu finden.

Punkt 4 liegt ca. vier Fingerbreit vom Oberschenkelknochenvorsprung (Trochanter major) entfernt.

Punkt 5 befindet sich zwei Fingerbreit von Punkt vier entfernt.

Punkt 6 liegt bei angewinkeltem Bein in der Beinfalte.

KNIESCHMERZEN
(Schmerz Innenseite oder Außenseite)

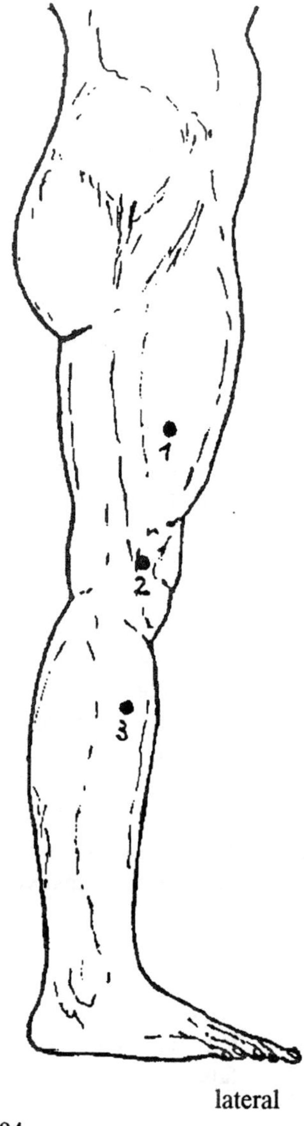

lateral

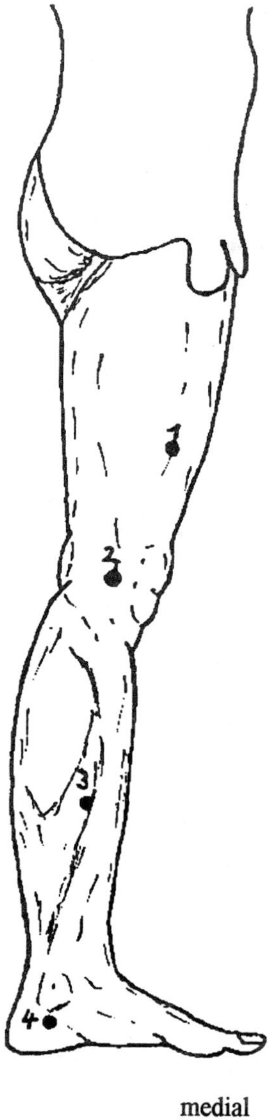

medial

KNIESCHMERZEN
(Schmerz Innenseite oder Außenseite)

Die **lateralen** Behandlungspunkte **1 bis 3** befinden sich auf der zweiten Beinlinie (außen) :

Punkt 1 liegt ca. fünf Fingerbreit über dem Knie.

Punkt 2 befindet sich seitlich am Knie. Er läßt sich am besten behandeln, wenn sie das Knie unterlegen.

Punkt 3 finden sie ca. vier Fingerbreit unterhalb des Knies. Den Punkt einige Sekunden lang drücken und am Ende den Druckpunkt nach oben verschieben.

Die **medialen** Behandlungspunkte **1 bis 4** befinden sich auf der zweiten Beinlinie (innen) :

Punkt 1 ist fünf Fingerbreit auf der Oberschenkelinnenseite vom Knie entfernt.

Punkt 2 liegt am Ende der Kniefalte. Dieser Punkt läßt sich wie der Lateralpunkt 2 am besten behandeln, indem sie das Knie des Patienten (mit dem eigenen Knie) unterlegen.

Punkt 3 befindet sich in der Mitte zwischen Knie und Knöchel, direkt neben dem Schienbein.

Punkt 4 finden sie ein Fingerbreit unterhalb des Knöchels.

KNIE

Bei Bewegung steif, schmerzhaft. Nicht geschwollen. Kann ohne Schmerz stehen. Schmerzzone auf der Abbildung schraffiert.

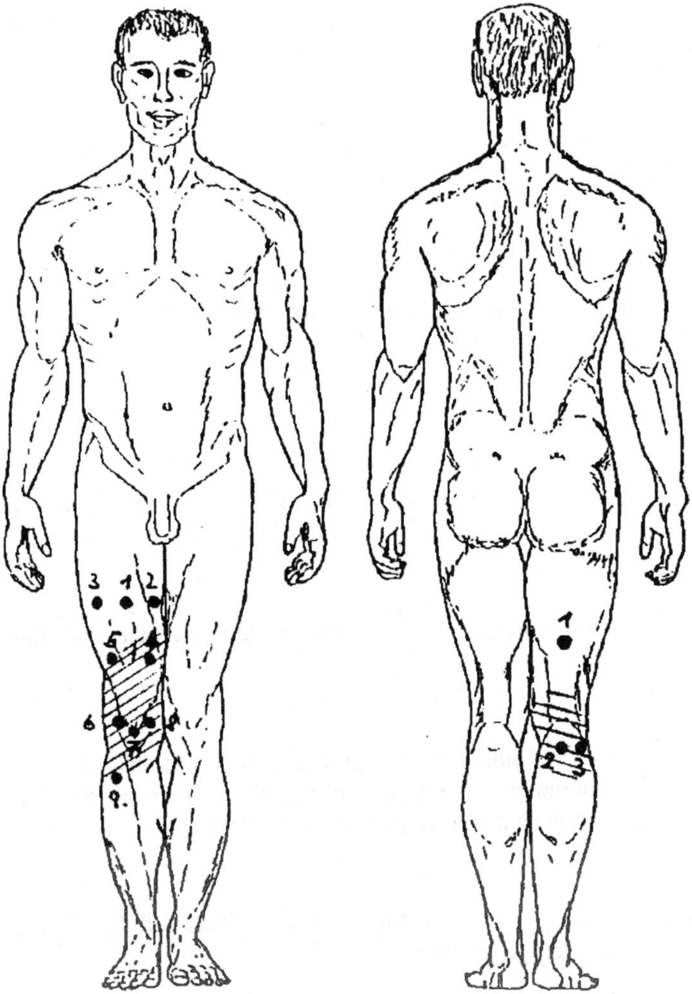

KNIE

Bei Bewegung steif, schmerzhaft. Nicht geschwollen. Kann ohne Schmerz stehen. Schmerzzone auf der Abbildung schraffiert.

Patient in Rückenlage :

Bei Behandlung der Beinvorderseite das Knie des Patienten leicht anwinkeln und unterlegen. Beinrolle oder das eigene Knie benützen.

Punkt 1 befindet sich ca. fünf Fingerbreit über dem Knie. Er ist auf der ersten Beinlinie lateral zu finden.

Punkt 2 liegt auch fünf Fingerbreit über dem Knie und befindet sich auf der ersten Beinlinie medial.

Punkt 3 ist ebenfalls fünf Fingerbreit über dem Knie zu finden. Dieser Punkt liegt auf der zweiten Beinlinie lateral.

Punkt 4 befindet sich zwei Fingerbreit über der Kniescheibe, auf der ersten Beinlinie medial.

Punkt 5 liegt in Höhe von Punkt 4 auf der zweiten Beinlinie lateral.

Punkt 6, 7 und 8 sind direkt unterhalb der Kniescheibe zu finden.

Punkt 9 befindet sich vier Fingerbreit unterhalb des Knies auf der zweiten Beinlinie lateral. Diesen Punkt einige Sekunden drücken und dann nach oben verschieben (Ziehen des Punktes).

Patient in Bauchlage :

Punkt 1 liegt ca. fünf Fingerbreit über der Kniekehle, Mitte Oberschenkel, dritte Beinlinie medial.

Punkt 2 finden sie in der Mitte der Kniekehle, dritte Beinlinie medial.

Punkt 3 befindet sich ein Fingerbreit neben Punkt 2.

FUSS

Fußschmerz lateral, im Bereich der Schraffur.
(Nach außen umgeknickter Fuß ohne Schwellung.)

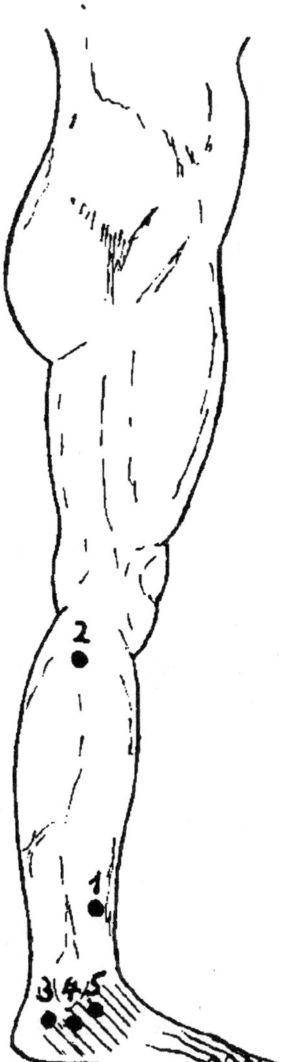

Ist der Fuß geschwollen nicht behandeln !

Punkt 1 befindet sich ca. vier Fingerbreit über dem Knöchel, auf der ersten Beinlinie lateral.

Punkt 2 finden sie unterhalb dem Wadenbeinknöchel, auf der zweiten Beinlinie lateral.

Punkt 3, 4, 5 befindet sich direkt am Fußknöchel (malleolus lateralis).

Behandeln sie die Punkte mehrmals in Reihenfolge.

FUSS

Fußschmerz lateral, im Bereich der Schraffur.
(Nach außen umgeknickter Fuß mit Schwellung.)

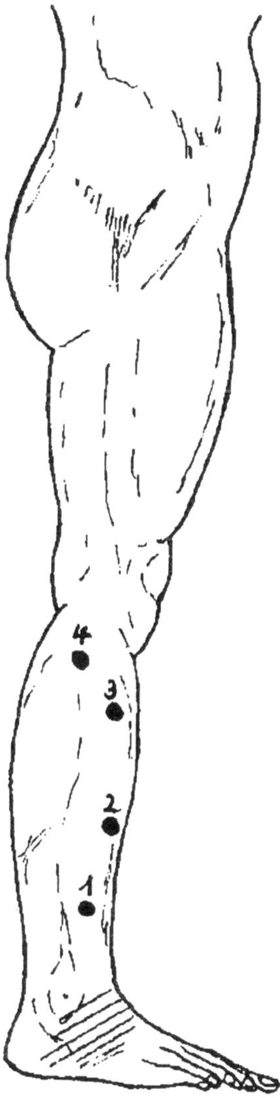

Ist der Fuss heiß und geschwollen nicht massieren !

Machen sie den Beweglichkeitstest
Prüfen sie die Beweglichkeit indem sie den Fuß nach allen möglichen Richtungen nacheinander bewegen. Stellen sie fest, in welcher Stellung der Fuß schmerzt, oder der Schmerz zunimmt.

Punkt 1 befindet sich ca. vier Fingerbreit über dem Knöchel auf der zweiten Beinlinie lateral.

Punkt 2 liegt auf der ersten Beinlinie lateral, in der Mitte zwischen Knöchel und Knie.

Punkt 3 finden sie auf der zweiten lateralen Beinlinie, zwei Fingerbreit unter dem Knie.

Punkt 4 befindet sich auf der dritten Beinlinie lateral, unterhalb des Wadenbeinknöchels.

Solange vorsichtig weiterbehandeln, bis sich Besserung zeigt.

Fuss

Schmerzen um den Knöchel medial im schraffierten Bereich.
(Nach innen umgeknickter Fuss.)

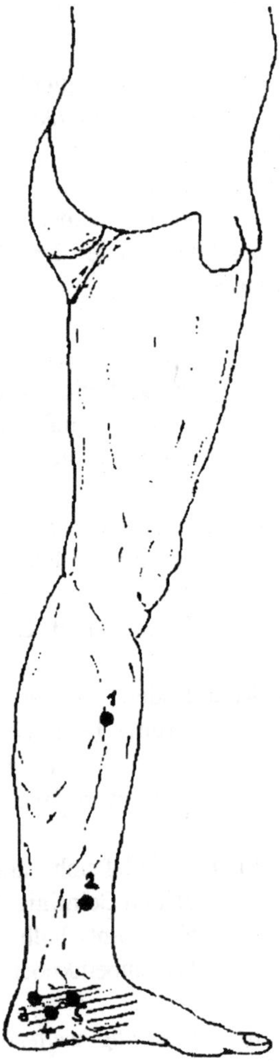

Schmerzzone
(schraffiert)

Behandeln sie die Punkte mehrmals in Reihenfolge.

Punkt 1 finden sie ca. vier Fingerbreit unter dem Knie, auf der zweiten Beinlinie lateral.

Punkt 2 befindet sich ca. drei Fingerbreit über dem Knöchel auf der zweiten Beinlinie medial.

Punkt 3, 4, 5 finden sie unterhalb des Knöchels (siehe Abbildung).

ACHILLESSEHNE verspannt

Auf die Breite von fünf Fingern werden sechs Punkte behandelt.

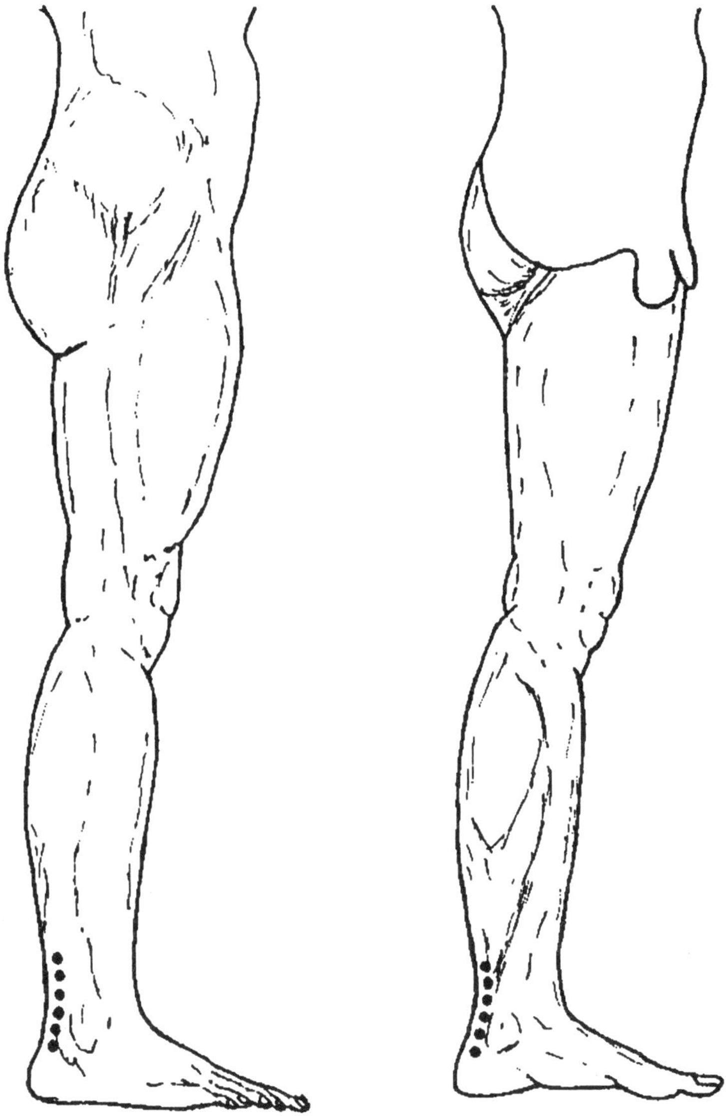

FUSSOHLE verspannt
schmerzhaft beim Auftreten

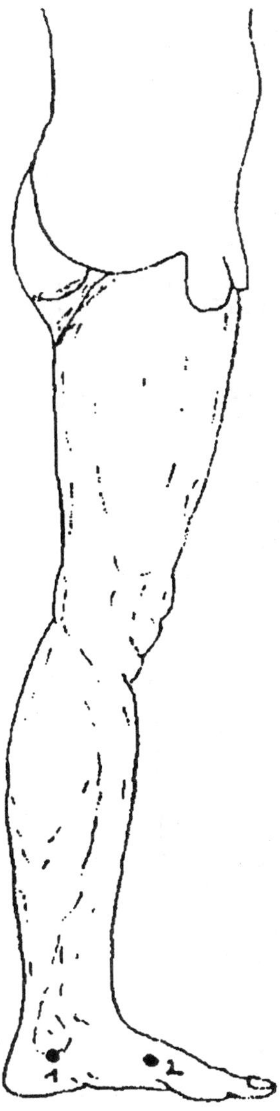

Punkt 1 liegt direkt unterhalb des Knöchels (malleolus medialis).

Punkt 2 finden sie am Mittelfuß -knochen

Punkt 3 befindet sich zwischen dem ersten Mittelfußknochen (Os metatarsale I.) und dem Mittel -fußknochen II. am inneren (proximalen) Ende.

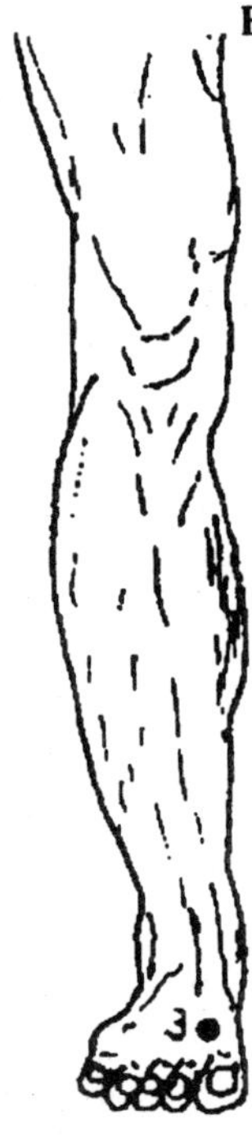

ZEHE verstaucht
Großzehe und / oder zweite Zehe

Sowohl bei verstauchter Großzehe als auch bei verstauchter zweiter Zehe wird Punkt 1 als erster Punkt behandelt.

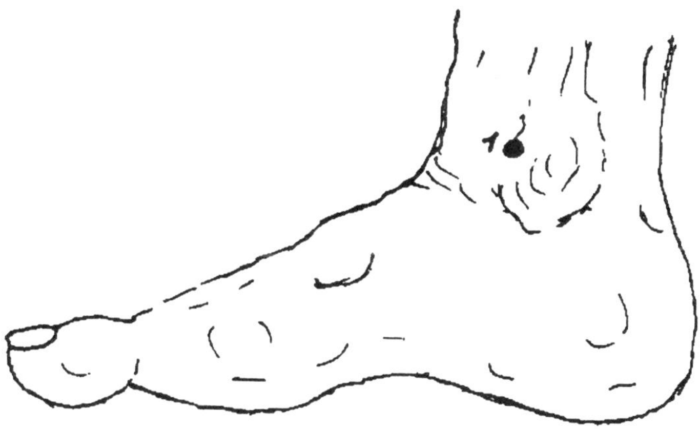

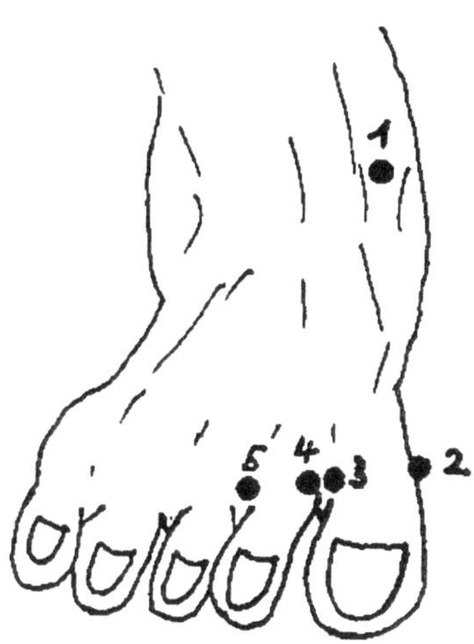

Beschreibung nächste Seite !

ZEHE verstaucht
Großzehe und / oder zweite Zehe

Lage der Punkte :

Punkt 1 befindet sich etwas oberhalb am inneren Knöchel. Bei richtiger Lokalisation zieht der Schmerz zum Fußgewölbe.

Punkt 2 und 3 liegen rechts und links am Kopf des ersten Mittelfußknochens (caput ossis metatarsalis I). Diese beiden Punkte werden bei verstauchter Großzehe behandelt.

Punkt 4 und 5 befinden sich rechts und links am Kopf des zweiten Mittelfußknochens (caput ossis metatarsalis II) und werden *nach Punkt* **1** bei verstauchter zweiter Zehe behandelt.

ZEHE verstaucht
3. Zehe (mittlere), 4. Zehe, 5. Zehe (kleine).

Punkt 1 liegt etwas vor dem äußeren Knöchel.
Bei richtiger Lokalisation zieht der Schmerz zu den Zehen.

Bei Verstauchung einer der oben genannten Zehen wird Punkt 1 immer und zuerst behandelt.

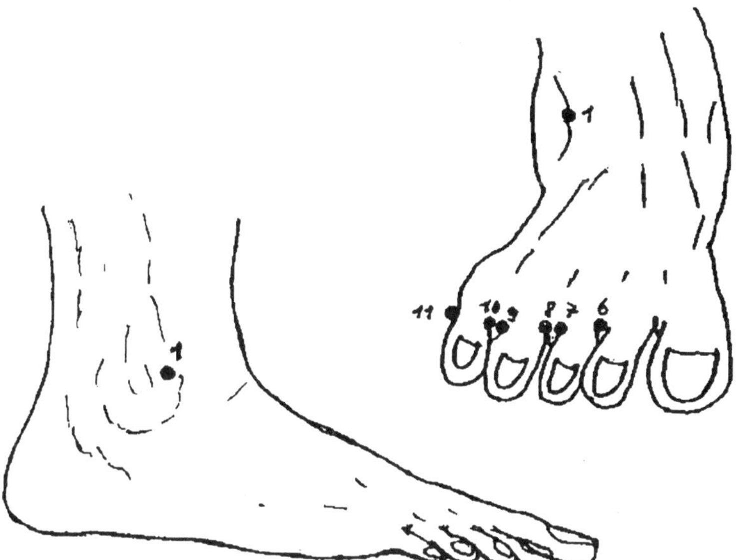

Punkt 6 und 7 befinden sich rechts und links am Kopf des dritten Mittelfußknochens (caput ossis metatarsalis III).
Bei verstauchter mittlerer Zehe werden in Reihenfolge die Punkte **1, 6 u. 7** behandelt.

Punkt 8 und 9 sind am Kopf des Mittelfußknochens IV zu finden.
Bei verstauchter vierter Zehe behandeln sie die Punkte 1, 8 u. 9.

Punkt 10 u. 11 liegen rechts und links am Kopf des Mittelfußknochens V.
Bei verstauchter Kleinzehe behandeln sie ebenfalls zuerst Punkt 1.
Danach die Punkte 10 und 11.

> TEIL 3 <

LEHRBUCH

FÜR

MASSEURE

NACH LEHREN DES
WAT PO
(WAT PHRA CHETUPHON)

Zahlen in Thai - Schrift :

0	=	๐
1	=	๑
2	=	๒
3	=	๓
4	=	๔
5	=	๙
6	=	๖
7	=	๗
8	=	๘
9	=	๙

Dieser Teil basiert auf thailändischen Quellen aus der „Traditional Massage School Wat Po“. Die Quellen beziehen sich auf Weisung von RAMA III. im Phra Chetuphon (Wat Po) eingravierten Zeichnungen und Texten.

Bei der Übersetzung habe ich mich so weit als möglich an die thailändischen Texte gehalten. Zum besseren Verständnis habe ich aber auch Erläuterungen (in Klammer) meiner Lehrer hinzugefügt. Einige der Textstellen konnten weder von meinen Lehrern, noch von diesen befragten Mönche übersetzt werden.
Trotzdem möchte ich die Texte und Zeichnungen hier vorstellen, da unschwer zu erkennen ist, daß „Nuat“ der Akupunktur in vielen Teilen ebenbürtig, ja sogar überlegen ist. Dieser Eindruck verstärkt sich noch, wenn man weitere Texte betrachtet.
Dies ist weitgehend unentdeckt geblieben.
Da die Ursprünge, sowohl der Akupunktur als auch von „Nuat“ sehr weit zurückliegen, ist bis heute nicht nachzuweisen, welche weiter zurückliegend als die andere praktiziert wird. Es ist durchaus denkbar, daß beide einen gemeinsamen Ursprung haben. Ebenso ist natürlich Tatsache, daß, wenn ein „System“ stimmt, überall wo auf dieser Welt Menschen sind, diese die selben „Punkte“ finden können und zu gleichen oder ähnlichen Resultaten kommen.

Zu den Zahlen und Schriftzeichen :
Thailand hat seit dem 13. Jahrhundert eine eigene Schrift. Bis auf einige Schriftzeichen werden diese auch heute noch benützt. Geschrieben wird, wie bei uns, von links nach rechts. Zwischen den einzelnen Worten eines Satzes gibt es keinen Abstand. Die Beschreibungen sind von oben nach unten nummeriert. Die 1 sieht aus wie eine Spirale, oder ähnlich einer 9. Ich habe mich am schnellsten mit Abzählen und Vergleichen zurechtgefunden. Es gibt auch Wörterbücher in Deutsch / Thai oder English / Thai. Meine Übersetzung entspricht dem Original (ohne Bild).

Bild 1 Dieses Bild zeigt zehn Sen vorne.

รูปที่ ๑ เส้นทั้ง ๑๐

ลักษณะแผนหงายรูปนี้ บอกกำเนิดเส้นทั้ง ๑๐ อันเป็นประธานแก่เส้นทั้งหลาย ตามที่อาจารย์ได้แนะนำไว้ ดังนี้คือ

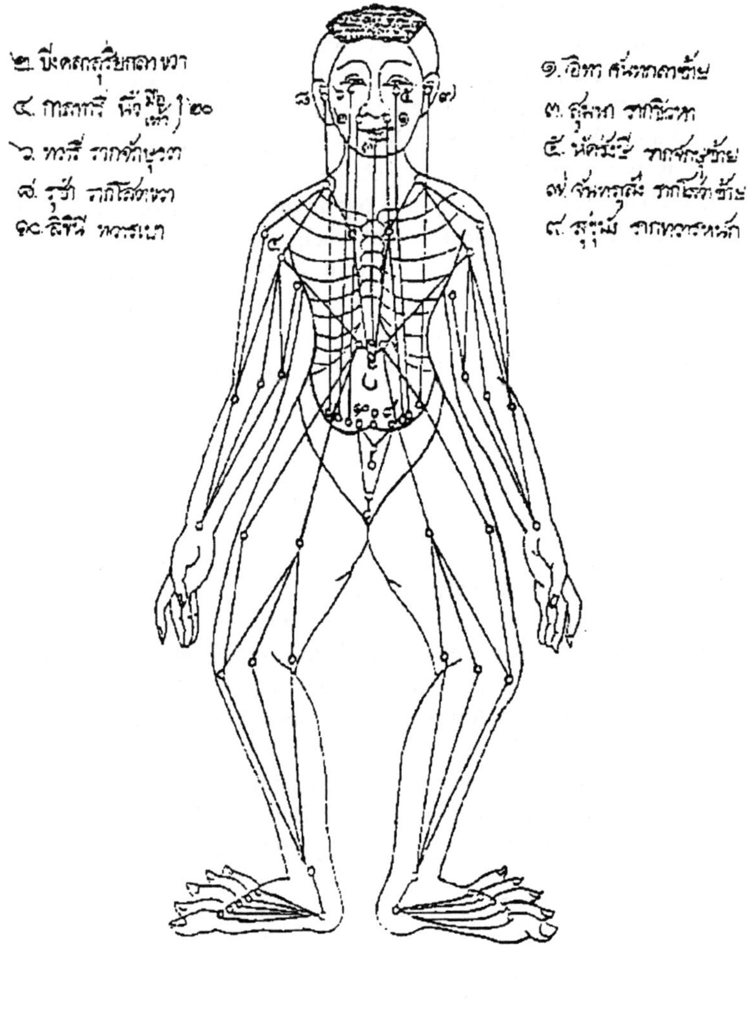

Bild 1 Dieses Bild zeigt zehn Sen vorne.

Darstellung von vorne. Dieses Bild zeigt den Verlauf der zehn Sen von vorne. Jede ist eine Hauptlinie. Gute Besserungsmöglichkeiten duch eine Sen von vorne. Der Kundige folgt diesen überall. Er bleibt zu Beginn bei diesen hier. Sie haben folgende Bedeutung :

-1- Ittha	- Mondseite links
-2- Pingkhala	- Sonnenseite rechts
-3- Sumana	- Ursprung Zunge
-4- Kalathari	- Finger, Hand, Fuß 20
-5- Sahatsarangsi	- Ursprung Auge links
-6- Thawari	- Ursprung Auge rechts
-7- Chathapusang	- Ursprung Ohr links
-8- Rucham	- Ursprung Ohr rechts
-9- Sukhumang	- Ursprung zwischenAfter und Blase (Dam)
-10- Sikhini	- Urin-Blase

Bild 2 Dieses Bild zeigt zehn Sen hinten.

รูปที่ ๒ เส้นทั้ง ๑๐

ลักษณะแผนดำรูปนี้ บอกกำเนิดเส้นทั้ง ๑๐ ฝ่ายหลังออกเป็นประธานแก่เส้นทั้งหลาย ตามที่อาจารย์ได้แนะนำไว้ดังนี้คือ

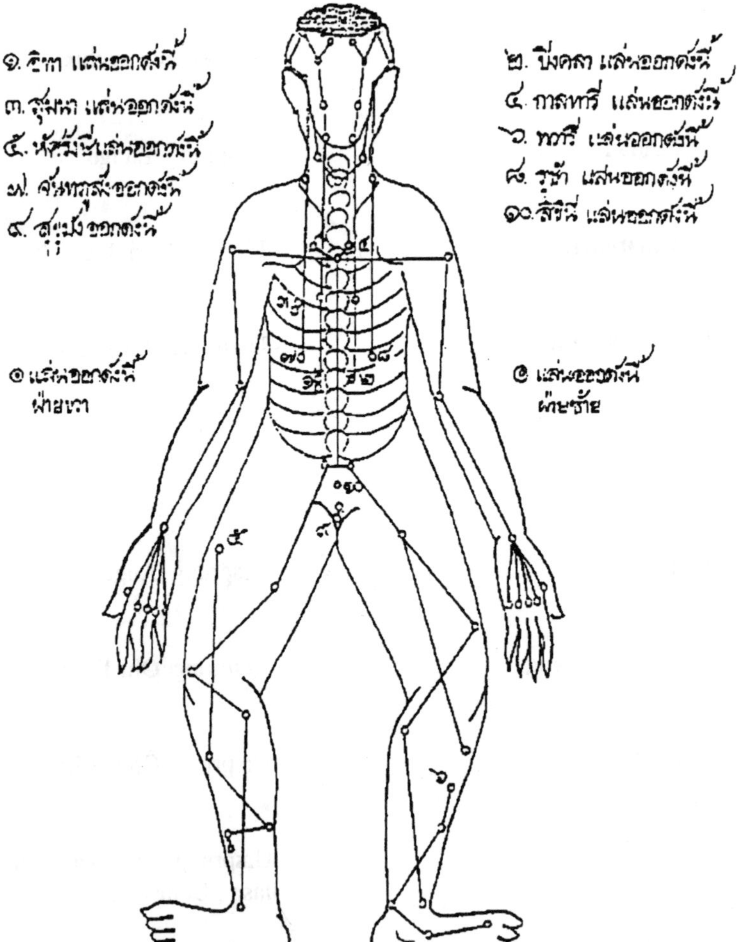

Bild 2 Dieses Bild zeigt zehn Sen hinten.

Darstellung von hinten. Dieses Bild zeigt den Verlauf der zehn Sen von hinten, je nur eine Hauptlinie. Gute Besserungsmöglichkeiten durch eine Sen überall. Der Kundige folgt diesen überall am Anfang. Er bleibt bei diesen hier. Sie haben folgende Bedeutung :

-1- Ittha	Rechte Seite.
-2- Pingkhala	-Was vorher nicht geht, geht nachher besser.
-3- Sumana	dito
-4- Kalathari	dito
-5- Shatsarangsi	dito
-O- Fühlt die Linie (Sen), wenn der Punkt gepreßt wird. Linke Seite.	-Was vorher nicht geht, geht nachher besser.
-6- Thawari	
-7- Chanthapusang	-Was vorher nicht geht, geht nachher besser.
-8- Rucham	dito
-9- Sukhumang	dito
-10- Sikhini	dito
-O- Fühlt die Linie (Sen),wenn der Punkt gepreßt wird.	-Was vorher nicht geht, geht nachher besser.

Bild 3 Sen Ittha

รูปที่ ๓ เส้นอิทา

ลักษณะแผนนวดรูปนี้ บอกเส้นอิทาฝ่ายซ้าย ตามบทที่อาจารย์ท่านกล่าวไว้ ที่แก้ต่างๆกัน ดังนี้ คือ

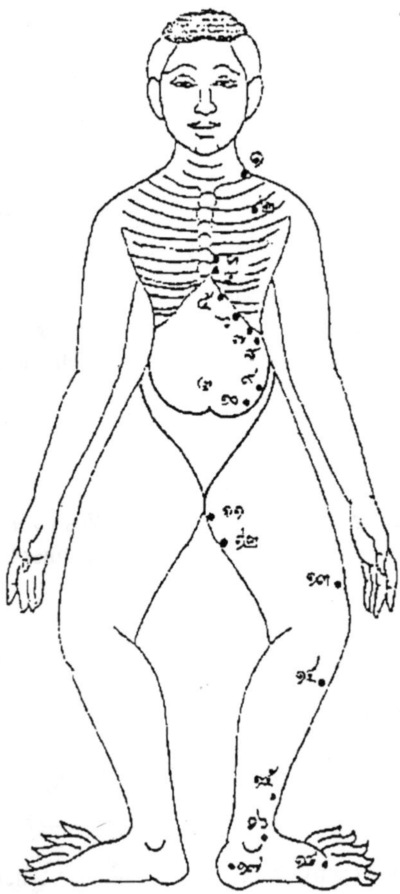

๑. แก้ปวดกะมับ
๒. แก้ละจุดสะบัก
๓. แก้หะรคางค้าง
๔. แก้หูตึะ
๕. แก้หริกตึง
๖. แก้หมิออก
๗. แก้ลมเบ่งให้เกิด
๘. แก้รักอุจาระ
๙. แก้เมียะพันท
๑๐ แก้ท้องตันบวม
๑๑. แก้ละคริวพลิง
๑๒ แก้เนื้อเหน็ดชา
๑๓. แก้ขัดเข่า
๑๔. แก้เมื่อยแค่ง
๑๕. แก้เท้าเย็น
๑๖. แก้วิกเท้า
๑๗. แก้ลมขัง
๑๘. แก้ร้อนฝ่าเท้า

Bild 3 Sen Ittha

Diese Darstellung zeigt die Punkte von vorne. Sie sagen Sen Ittha verläuft innen auf der linken Seite. Der Kundige sagt, überall an den Punkten bleiben (den speziellen Punkt behandeln). Besserung an jedem Punkt. Diese haben folgende Bedeutung (Wirkung) :

1. Besserung Schmerz in den Schläfen (Kopfschmerz).
2. Besserung Herzstechen, geht zur Schulter (ein Schmerzpunkt).
3. Besserung Kiefersperre (gähnen,Kinn bleibt unten).
4. Besserung hört schlecht.
5. Besserung riecht schlecht.
6. Besserung bei schlechtem Milchfluss.
7. Besserung Geburt, gibt viel Wehen.
8. Besserung bei schwierigem Stuhlgang (Obstipation).
9. Besserung bei müdem Oberschenkel rechts (nach Überanstrengung).
10. Besserung bei Brandblase heiß, geschwollen.
11. Besserung bei eingeschlafenem Bein (mit Brennen).
12. Besserung ganzes Bein eingeschlafen.
13. Besserung bei leichtem Knieschmerz (kann das Knie nicht abbiegen).
14. Besserung bei müdem Schienbein (Muskelspannen).
15. Besserung bei kaltem Fuß.
16. Besserung bei Nervenzucken im Fuß (Fuß wird ohne zutun zum Körper gezogen)
17. Besserung, wenn Winde nicht gehen.
18. Besserung, wenn der Fuß heiß ist.

Bild 4 Sen Ittha

รูปที่ ๔ เส้นอิทา

ลักษณะแผนลว่า รูปนี้ บอกเส้นอิทาฝ่ายซ้าย ตามมะที่ท่านอาจารย์กล่าวไว้ ที่แก้ต่าง ๆ กันดังนี้ คือ

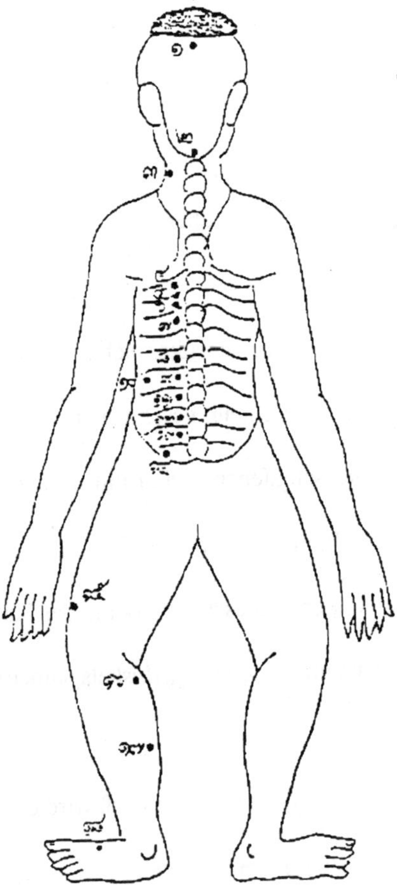

๑. แก้ปวดกม่อม
๒. แก้ปวดหน้าผาก
๓. แก้มัวจักษุ
๔. แก้ร้อนตัว
๕. แก้คลื่นเหียน
๖. แก้หายใจขัด
๗. แก้แน่นอก
๘. แก้จุกอก
๙. แก้จับให้ร้อน
๑๐. แก้เสียดชายโครง
๑๑. แก้จับให้หนาว
๑๒. แก้ละท้าน ร้อน หนาว
๑๓. แก้ร้อนอก
๑๔. แก้เมื่อยเอว
๑๕. แก้ขัดเข่า
๑๖. แก้ลมไม่ให้เดินตลอด
๑๗. แก้ตะคริวฝ่าเท้า
๑๘. แก้ร้อนฝ่าเท้า

Bild 4 Sen Ittha

Diese Darstellung zeigt die Punkte von hinten. Sie sagen Sen Ittha verläuft innen auf der linken Seite. Der Kundige sagt, überall an den Punkten bleiben. Besserung an jedem Punkt. Diese haben folgende Bedeutung :

1. Besserung bei Kopfschmerz im Bereich der Fontanelle.

2. Besserung bei Stirnkopfschmerz.

3. Besserung bei trübem Sehen (wie ein Schleier vor den Augen).

4. Besserung bei überhitztem Körper (hat kein Fieber !).

5. Besserung bei Brechreiz (Magenverstimmung).

6. Besserung bei Seitenstechen.

7. Besserung bei Brustenge.

8. Besserung bei punktuellem Brustschmerz (von Schlag oder Stoß).

9. Besserung bei kaltem Bein (Punkt drücken gibt Wärme).

10. Besserung bei Seitenstechen.

11. Besserung bei Überhitzung (Punkt drücken,Hitze geht runter).

12. Besserung, wenn Hitze mit Kälte wechselt.

13. Besserung bei Überhitzung (Punkt drücken,Hitze geht heraus).

14. Besserung bei Müdigkeit im Bereich d. unteren Lendenwirbel (müde vom Sitzen).

15. Besserung beim Abbiegen des Knies mit Steifheit und Spannung, ohne Schmerz.

16. Besserung bei Erschöpfung.

17. Besserung, wenn Fußsohle eingeschlafen ist.

18. Besserung bei Hitze in geschwollenem Fuß (kein Gefühl).

Bild 5 Sen Pingkhala

รูปที่ ๕ เส้นปิงคลา

ลักษณะแผนนวดรูปนี้ บอกเส้นปิงคลาฝ่ายขวา ตามหลักที่ท่านอาจารย์กล่าวไว้ ที่แก้ต่างๆกัน ดังนี้คือ

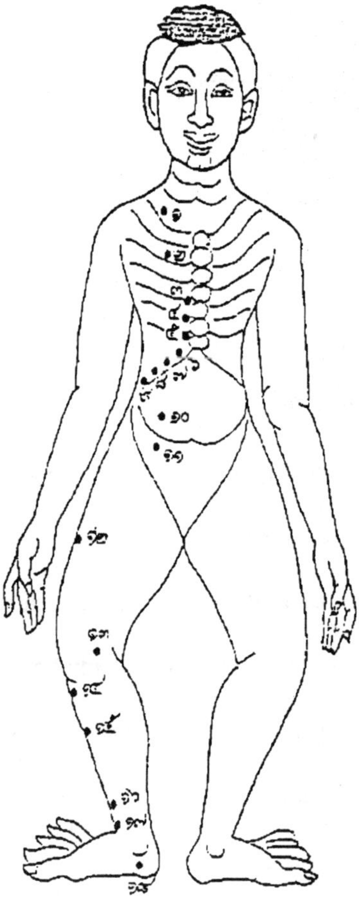

๑. แก้ปวดกะหม่อม
๒. แก้ลมบ้าหมู
๓. แก้หาวเรอ
๔. แก้หูหนักข้างขวา
๕. แก้คัดจมูก
๖. แก้ลมหลง
๗. แก้ตีโหนม
๘. แก้น้ำนมไม่มี
๙. แก้เมื่อยขา
๑๐. แก้กล่อนลงฝัก
๑๑. แก้เตโชให้อยาก
๑๒. แก้ไหวตัวมิได้
๑๓. แก้เท้าสาก
๑๔. แก้เปื่อยสันหน้าแข้ง
๑๕. แก้กล่อนลงแข้ง
๑๖. แก้ตะคริวจับ
๑๗. แก้กล่อนหลง
๑๘. แก้โหละมะลาตาให้อ่อน

Bild 5 Sen Pingkhala

Diese Darstellung zeigt die Punkte von vorne. Sie sagen Sen Pingkhala verläuft auf der rechten Seite. Der Kundige sagt, überall an den Punkten bleiben. Besserung an jedem Punkt. Diese haben folgende Bedeutung :

1. Besserung Schläfenschmerz, leicht geschwollen (Spannungsschmerz in der Schläfe bei wechselhafter Laune).
2. Besserung bei eingefallenem Schulterblatt mit stechendem Schmerz zum Herz.
3. Besserung bei vielem Gähnen und Aufstoßen.
4. Besserung bei Schwerhörigkeit auf der rechten Seite.
5. Besserung bei verstopfter Nase.
6. Besserung, wenn bei Wöchnerin die Milch nicht fließt.
7. Besserung bei Brustabszess.
8. Besserung, wenn Wöchnerin keine Milch hat.
9. Besserung bei müden Beinen.
10. Besserung bei Schmerzen im Geschlechtsteil (Schmerzen am Anfang der Schwellung).
11. Besserung bei Wasserverhaltung (kann Wasser nicht halten).
12. Besserung kann den Oberkörper nicht nach rechts oder links drehen.
13. Besserung, wenn der Fuß zuckt (kein Gefühl in der Fußsohle beim Auftreten).
14. Besserung bei müdem Schienbein (Spannung der Muskulatur am Schienbein innen).
15. Besserung bei starkem Schmerz im Schienbein.
16. Besserung Fuß eingeschlafen, kribbelt, unwillkürliches Schnappen des Fußes.
17. Besserung bei Schmerz im Fuß am Anfang der Bewegung.
18. Besserung bei Spannung (bis Krampf) der Beininnenseite.

Bild 6 Sen Pingkhala

รูปที่ ๖ เส้นปิงคลา

ลักษณะแผนคว่ำรูปนี้ บอกเส้นปิงคลาฝ่ายขวา ตามนัยที่ท่านอาจารย์กล่าวไว้ ที่แก้ต่างๆกัน ดังนี้คือ

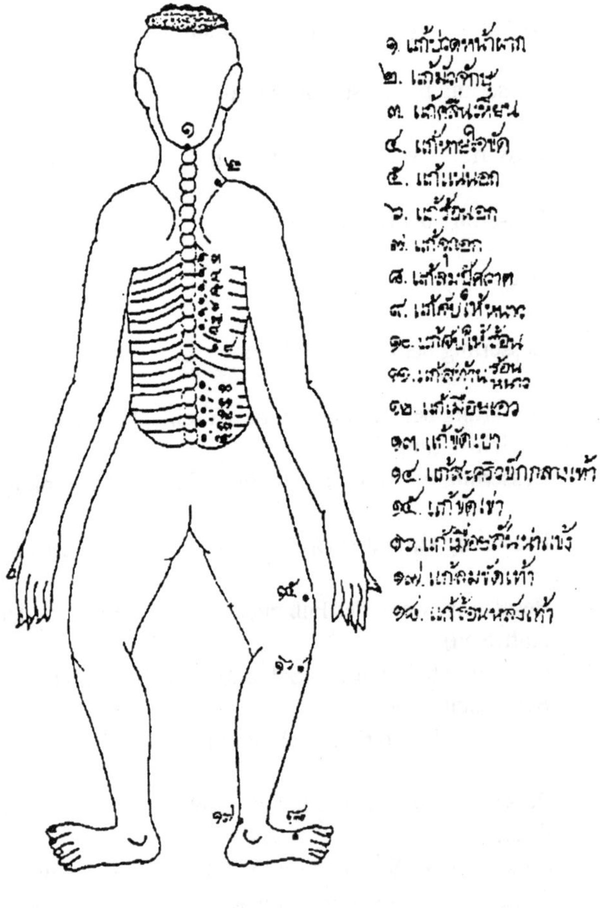

Bild 6 Sen Pingkhala

Diese Darstellung zeigt die Punkte von hinten. Sie sagen Sen Pingkhala verläuft auf der rechten Seite. Der Kundige sagt, überall an den Punkten bleiben. Besserung an jedem Punkt. Diese haben folgende Bedeutung :

1. Besserung bei Stirnkopfschmerz (Stirne geschwollen).

2. Besserung bei trübe Sehen (Schleier vor den Augen).

3. Besserung bei verstopfter Nase (Schnupfen).

4. Besserung bei Kurzatmigkeit.

5. Besserung bei zu schwachem Milchfluß der Wöchnerin.

6. Besserung - treibt Hitze aus der Brust.

7. Besserung bei Brustenge mit Schmerz von Schlag oder Stoß.

8. Besserung bei Darmkrampf.

9. Besserung - Punkt drücken, gibt Kälte.

10. Besserung - Punkt drücken, gibt Wärme.

11. Besserung bei Schüttelfrost, Schüttelfieber.

12. Besserung bei müden Lenden (vom Bücken).

13. Besserung bei Miktionsstörungen (Wasserlassen mit Stop).

14. Besserung bei krampfartigem Zucken und Kribbeln in der Fußsohle (eingeschlafen).

15. Besserung bei starkem Schmerz am Schienbein entlang.

16. Besserung bei Verspannung und Härte der Schienbeinmuskeln.

17. Besserung bei Fußschmerz (Schwäche des Fußgelenks).

18. Besserung bei heißem Fußrücken.

Bild 7 Sen Sumana

รูปที่ ๗ เส้นสุมนา

ลักษณะแผนหงายรูปนี้ บอกเส้นสุมนาทำแก้ลม ตามนัยที่ท่านอาจารย์กล่าวไว้ ที่แก้ต่างๆกัน ดังนี้คือ

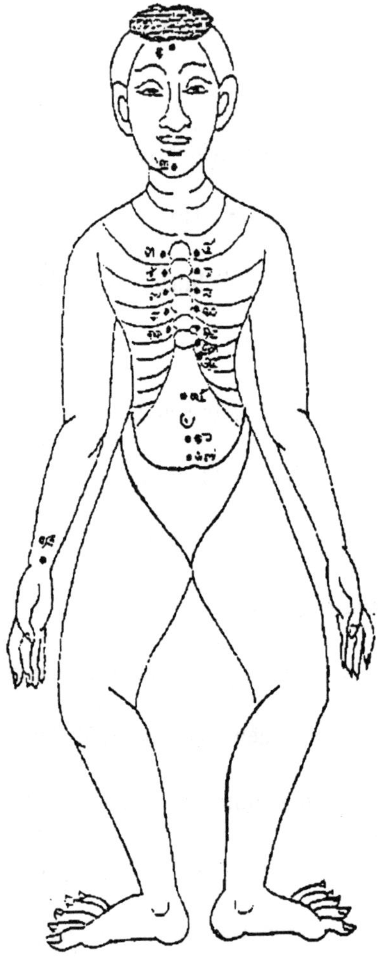

๑. แก้เชื่องซึม
๒. แก้วาทาสดม
๓. แก้จิตรระส่ำระส่าย
๔. แก้อาหารไม่มีรส
๕. แก้เคลิ้มคลั่ง
๖. แก้หวานปาก
๗. แก้สะอึนลมปะทะ
๘. แก้ขมปาก
๙. แก้ละเมอเพ้อพก
๑๐. แก้เค็มปากเฝือนปาก
๑๑ แก้มือแลเท้าเหลือ
๑๒. แก้ลิ้นแข็งกระด้าง
๑๓. แก้ลิ้นไประงับปาก
๑๔. แก้ลิ้นหดยืดมิออก
๑๕. แก้นอนมิหลับ
๑๖. แก้สุมระนันติ
๑๗. แก้ลมจิตรคุณ
๑๘. แก้ลมมะหาสุเก

Bild 7 Sen Sumana

Dieses Bild zeigt die Punkte von vorne. Sie sagen Sen Sumana verläuft innen in der Mitte nach oben. Der Kundige sagt, überall an den Punkten bleiben. Besserung an jedem Punkt. Diese haben folgende Bedeutung :

1. Besserung bei Übermüdung, kann nicht schlafen.

2. Besserung bei harter Zunge.

3. Besserung bei Herz- Angstzuständen (psychosomatisch).

4. Besserung bei Störungen der Geschmacksnerven (Essen schmeckt nicht).

5. Besserung bei Tobsüchtigkeit (Jähzorn).

6. Besserung bei Geschmacksstörungen, hat immer süßen Geschmack im Mund.

7. Besserung bei Sexualschwäche (durch Krankheit).

8. Besserung bei Geschmacksstörung, bitterer Geschmack.

9. Besserung bei vorübergehender seelischer Störung (ist niedergeschlagen und weint).

10. Besserung bei Geschmacksstörung, Mund salzig, hat weiße Flecken.

11. Besserung, wenn Hand und Fuß keine Kraft hat.

12. Besserung bei harter Zunge.

13. Besserung bei geschwollener Zunge (große, dicke Zunge).

14. Besserung, kann Zunge nicht herausstrecken, kann nicht sprechen.

15. Besserung, kann nicht schlafen.

16. keine Übersetzung.

17. Besserung bei Herzschwäche.

18. Besserung bei Sexualschwäche.

Bild 8 Sen Sumana

รูปที่ ๘ เส้นสุมนา

ลักษณะแผนคว่ำรูปนี้ บอกเส้นสุมนาท่ามกลาง ตามที่ท่านอาจารย์กล่าวไว้ ที่แก้ต่างๆกัน ดังนี้คือ

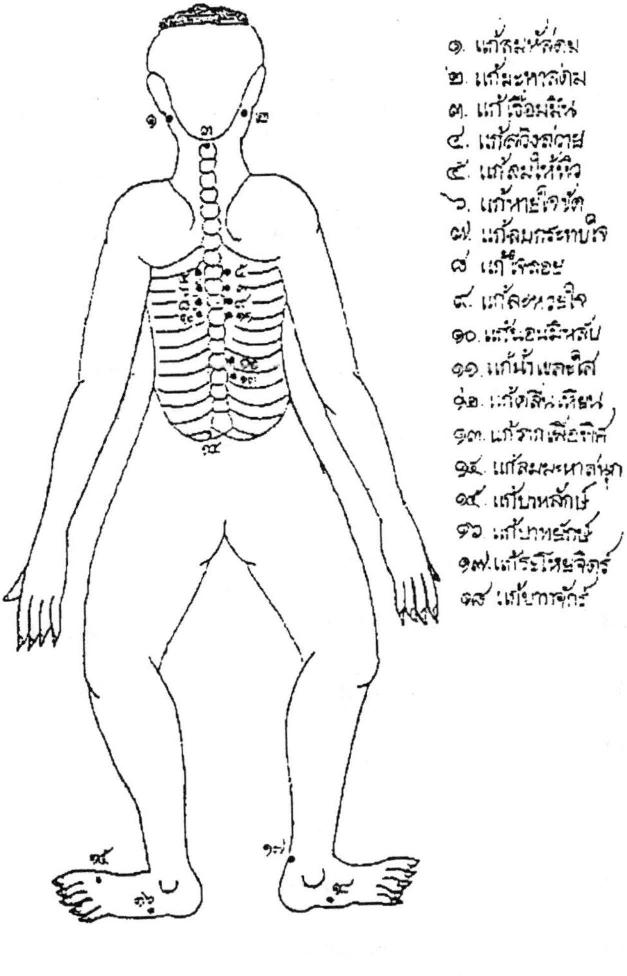

Bild 8 Sen Sumana

Dieses Bild zeigt die Punkte hinten. Sie sagen Sen Sumana verläuft innen in der Mitte nach oben. Der Kundige sagt, überall an den Punkten bleiben. Besserung an jedem Punkt. Diese haben folgende Bedeutung :

1. Besserung bei Kopfschmerz.
2. Besserung bei Kopfschmerz.
3. Besserung bei Schlaflosigkeit (ist wie berauscht).
4. Besserung bei Schwindel durch nervliche innere Spannung.
5. Besserung bei Freßsucht.
6. Besserung, wenn Durchatmen zeitweise nicht geht.
7. Besserung bei Blähung (Luft drückt auf das Herz).
8. Besserung, ist gedankenverloren, geistesabwesend.
9. Besserung bei Müdigkeit.
10. Besserung bei Schlaflosigkeit.
11. Besserung bei Rachenkatarrh (Sekret läuft den Rachen hinunter).
12. Besserung bei Völlerei (Blähungen vom zuviel Essen).
13. Besserung bei Brechreiz vom Essen.
14. Besserung bei Sexualschwäche durch Krankheit.
15. Besserung bei Fußödem.
16. Besserung bei Tetanus im Frühstadium.
17. Besserung bei schwachem Herz vom Hunger.
18. Besserung bei Schmerz im Fußknöchel.

Bild 9 Sen Kalathari

รูปที่ ๙ เส้นกาลทารี

ลักษณะแผนหงายรูปนี้ บอกเส้นกาลทารี ตามนัยที่ท่านอาจารย์กล่าวไว้ ที่แก้ต่าง ๆ กัน ดังนี้คือ

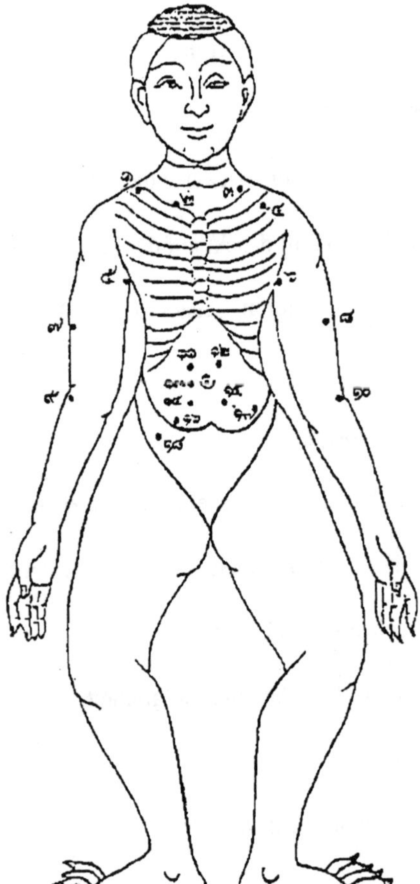

๑. แก้เมื่อยไหล่
๒. แก้จับไหล่ให้หิว
๓. แก้จักไหล่ให้ยอก
๔. แก้ไหล่ตกยกมิได้
๕. แก้ร้อนฝ่ามือยิ่งนัก
๖. แก้มือตายให้เย็น
๗. แก้ปลายมือเหน็บชา
๘. แก้ตะคริวปลายมือ
๙. แก้ขัดข้อมือข้อศอก
๑๐. แก้หักศอกงอมิได้
๑๑. แก้บัตวีธาตุให้ผูก
๑๒. แก้อสีทคงคาวาต
๑๓. แก้อำมะราทธิ์
๑๔. แก้อาโปพิการ
๑๕. แก้ให้เตโชอยาก
๑๖. แก้เท้าตาย
๑๗. แก้เท้าตายยกมิขึ้น
๑๘. แก้ยันทภาทธิ์

Bild 9 Sen Kalathari

Dieses Bild zeigt die Punkte von vorne. Sie zeigen Sen Khalathari und wie er verläuft. Der Kundige sagt, am Ort der Besserung bleiben, dort und dort. Die Punkte haben folgende Bedeutung :

1. Besserung bei Schwäche in der Schulter.
2. Besserung bei Krachen in der Schulter.
3. Besserung, wenn Heben der Schulter gehemmt ist und schmerzt.
4. Besserung, kann Schulter nicht heben.
5. Besserung bei heißer Hand.
6. Besserung, Hand arbeitet nicht, ist kalt.
7. Besserung wenn Fingerspitzen taub sind (eingeschlafen).
8. Besserung bei Stechen und Zucken in den Fingerspitzen.
9. Besserung wenn Handgelenk und Ellbogengelenk gehemmt ist (spührt jede Bewegung).
10. Besserung, Ellbogengelenk kann nicht gebogen werden.
11. Besserung bei Stuhlverstopfung.
12. Besserung bei Urinverhaltung.
13. Besserung bei Lähmung (halbseitig).
14. Besserung bei Durstlosigkeit, Arbeit der Nieren behindert.
15. Besserung, hat Hitze im Körper und kann nicht schwitzen (gibt Schweiß).
16. Besserung, fühlt den Fuß nicht.
17. Besserung, Fuß ist gefühllos, kann den Fuß nicht heben, kann nicht gehen.
18. Besserung, männliches Geschlechtsteil schmerzhaft (schlaff).

Bild 10 Sen Kalathari

รูปที่ ๑๐ เส้นกาลทารี

ลักษณะแผนคว่ำรูปนี้ บอกเส้นกาลทารี ตามนัยที่ท่านอาจารย์กล่าวไว้ ที่แก้ต่างๆกัน ดังนี้คือ

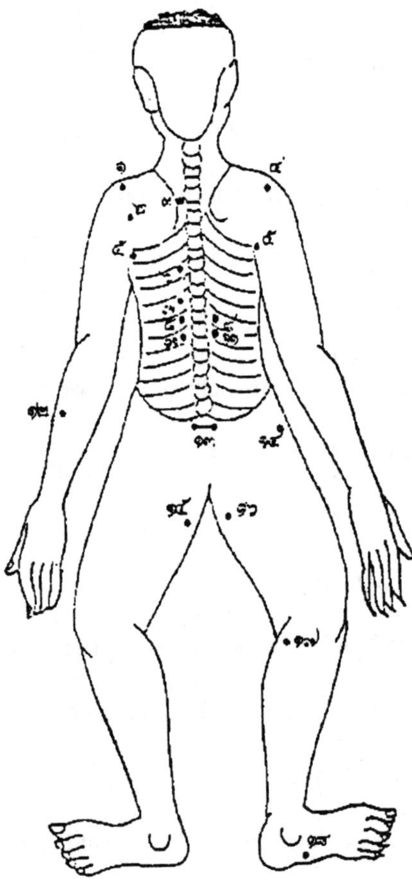

๑. แก้ลมให้เหล่ตาย
๒. แก้ลมสะบักตาย
๓. แก้ลมดูดสะบัก
๔. แก้สันนิบาตโลหิต
๕. แก้แขน ซ้าย ขวา ตาย
๖. แก้เจ็บหลัง
๗. แก้ลมให้แสบอก
๘. แก้วาโยธาตุพิการ
๙. แก้ปถวีธาตุพิการ
๑๐. แก้เตโชธาตุถอย
๑๑. แก้อาโปธาตุถอย
๑๒. แก้ลมให้เป็นตาย
๑๓. แก้ลมเจ็บเอว
๑๔. แก้ตะโพกตาย
๑๕. แก้ชันพฤกษ์
๑๖. แก้ชันทรากหดี
๑๗. แก้น่องสิ้นมิเหยียด
๑๘. แก้งอยู่เพื่อสมหริว

Bild 10 Sen Kalathari

Dieses Bild zeigt die Punkte von hinten. Sie zeigen Sen Khalathari und wie er verläuft . Der Kundige sagt, an den Punkten der Besserung bleiben, dort und dort. Die Punkte haben folgende Bedeutung :

1. Besserung, wenn keine Kraft in der Schulter ist und Schmerzen.
2. Besserung, keine Kraft im Schulterblatt (gefühllos,wie lahm).
3. Besserung, keine Kraft in der Schulter.
4. Besserung nach Blutvergiftung (Zittern des Körpers, fühlt Blut in den Adern).
5. Besserung links - rechts lahm (schmerzhaft).
6. Besserung bei Sodbrennen.
7. Besserung bei Hungerschmerz (Krankheit verursacht brennenden Schmerz innen).
8. Besserung bei Blähungen im Oberbauch.
9. Besserung bei Blähungen im Bauch (Stuhl zu fest, geht nicht).
10. Besserung, schwitzt, wenn der Körper nicht warm genug ist gibt Schweiß).
11. Besserung bei Durstlosigkeit.
12. Besserung, Krankheit führt zu Lähmung des Armes (wird gefühllos, kraftlos).
13. Besserung bei Kreuzschmerzen.
14. Besserung wenn Hüfte (Oberschenkel) gefühllos ist.
15. Besserung bei Lähmung (keine Kraft,gefühllos).
16. *Nicht übersetzt*
17. Besserung bei Wadenkrampf (Wade zittert).
18. Besserung bei Zehenkrampf (Gelenke lassen sich nicht biegen).

Bild 11 Sen Thawari

รูปที่ ๑๑ เส้น หัศรังษี / ทวารี

ลักษณะแผนนวดรูปนี้ บอกเส้น หัศรังษีจักษุซ้าย / ทวารีจักษุขวา ตามนัยที่ท่านอาจารย์กล่าวไว้ ที่แก้ต่างๆกันดังนี้คือ

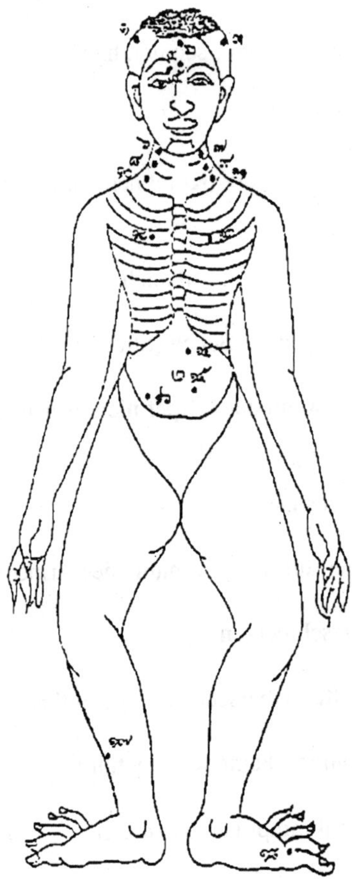

๑. แก้ปะกังมีพิศข้างขวา
๒. แก้ลมพิศจักษุแห้ง
๓. แก้ลมปะกังมีพิศข้างซ้าย
๔. แก้ลมจักษุฟ่ง
๕. แก้ลมลืมจักษุมิขึ้น
๖. แก้ลมแสบจักษุ
๗. แก้ลมบวมหว่างคิ้ว
๘. แก้ลมเคืองจักษุ
๙. แก้ลมบวมหลังจักษุ
๑๐. แก้ลมแน่นจักษุ
๑๑ แก้ลมจักษุแดง
๑๒. แก้ลมเกิดแต่ตับ
๑๓. แก้ลมเกิดแต่ปอด
๑๔. แก้อุธรวาต
๑๕. แก้จักษุเพื่อเตโช
๑๖. แก้ลมมิให้นอนหลับ
๑๗. แก้ลมขึ้นจักษุเพื่อกถ่อ
๑๘ แก้ลมในจักษุเพื่อ

Bild 11 Sen Thawari

Dieses Bild zeigt die Punkte von vorne. Sie zeigen Sen Thawari (Hassarangsi) verläuft innen auf der rechten Seite. Der Kundige sagt, überall an den Punkten der Besserung bleiben. Diese haben folgende Bedeutung :

1. Besserung bei Kopfschmerz mit Doppeltsehen und roten Augen. Rechte Seite.
2. Besserung, wenn keine Tränenflüssigkeit in den Augen ist (trockene Bindehaut).
3. Besserungbei Kopfschmerz mit Doppeltsehen und roten Augen.Linke Seite.
4. Besserung bei harten Augen mit trübem Sehen.
5. Besserung bei Lähmung des Augenoberlides (Auge geht nicht auf, Oberlid hebt sich nicht).
6. Besserung bei Augenschmerz (tränen und brennen).
7. Besserung bei Schmerz zwischen den Augenbrauen.
8. Besserung bei leichten Augenschmerzen (schwachsichtig, sieht nicht klar, scharf).
9. Besserung bei Schmerz im Augenhintergrund.
10. Besserung Zittern und Zucken der Augen (Augenoberlid).
11. Besserung, wenn Augen gerötet, entzündet sind.
12. Besserung bei geschwollener, schwacher Leber.
13. Besserung bei Lungenentzündung.
14. Besserung Bauch bei Wata- Ursprung.
15. Besserung, Auge hat keine Tränenflüssigkeit (fühlt das Auge heiß).
16. Besserung bei Schlaflosigkeit.
17. Besserung wenn Augen trocken, brennen, trübesehen, Oberlid heben, *wichtiger Augenpunkt.*
18. Besserung bei Bluterguß im Auge (sieht trübe).

Bild 12 Sen Thawari

หัศรังษี

รูปที่ ๑๒ เส้นทวารี

ลักษณะแผนคว่ำรูปนี้ บอกเส้น หัสรังษีจักษุซ้าย ทวารีจักษุขวา ตามนัยที่ท่านอาจารย์กล่าวไว้ ที่แก้ต่างๆกัน ดังนี้คือ

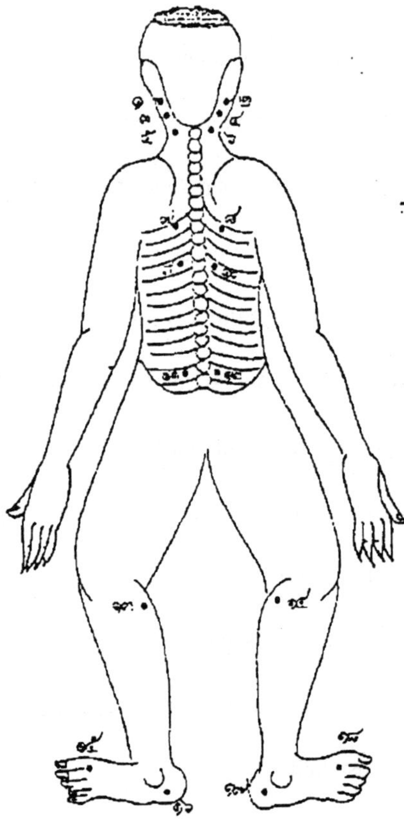

๑. แก้ลมให้น้ำจักษุไหล
๒. แก้ลมเคืองจักษุ
๓. แก้ลมให้แสบจักษุ
๔. แก้ลมให้แสบจักษุ
๕. แก้ลมให้จักษุริ
๖. แก้ลมให้เวียนจักษุ
๗. แก้ลมให้จักษุเป็นกุ้งยิง
๘. แก้ลมจักษุเป็นกุ้งยิง
๙. แก้ลมเปลือกตากำเริบ
๑๐. แก้ลมให้จักษุพร่าง
๑๑. แก้ลมนอนมิหลับ
๑๒. แก้ลมให้นอนหลับ
๑๓. แก้ลมกระทำให้หลับ
๑๔. แก้ลมหลับไม่มีสติ
๑๕. แก้ลมให้เคียวจักษุ
๑๖. แก้ลมจันจักษุเพื่อกลอน
๑๗. แก้จักษุเพื่ออินทพรต
๑๘. แก้ลมที่เป็นแทงจักษุ

Bild 12 Sen Thawari

Dieses Bild zeigt die Punkte von hinten. Sie zeigen Sen Thawari (Hassarangsi) verläuft innen auf der rechten Seite. Der Kundige sagt, überall an den Punkten der Besserung bleiben. Diese haben folgende Bedeutung :

1. Besserung bei einer Krankheit, welche die Sekretion der Tränenflüssigkeit verstärkt.
2. Besserung bei einer Krankheit welche Schwindel verursacht, der von den Augen (Nerven) kommt. Sieht unklar, hat Schmerzen.
3. Besserung bei einer Krankheit welche Augenschmerzen verursacht.
4. Besserung bei Augenschmerzen.
5. Besserung bei Krankheit welche Schwindel verursacht der von den Augen kommt (trübe sehen, kann nicht lesen).
6. Besserung, Krankheit verursacht trübe Augen.
7. Besserung bei Lidrandentzündung mit Pusteln.
8. Besserung bei Pusteln am Auge (bes. am Unterlid des Auges).
9. Besserung bei Krankheit im Unterbauch welche Unwohlsein verursacht (Blähungen).
10. Besserung bei Krankheit, welche Trübesehen der Augen verursacht.
11. Besserung bei Schlaflosigkeit.
12. Besserung bei Schläfrigkeit (Somnolenz).
13. Besserung bei Krankheit, welche Schlaf verursacht.
14. Besserung bei Krankheit, welche Augen schließt und Wachheit nicht hat.
15. Besserung bei leichtem Augenschmerz (Nervenschmerz).
16. Besserung bei Krankheit des oberen Auges mit Tränen und Brennen (Hauptpunkt bei Sehstörung).
17. Besserung bei Funktionsstörungen der Augen (statt schließen, öffnen oder umgekehrt) und bei Lähmung.
18. Besserung , hat unregelmäßiges Stechen im Auge.

Bild 13 Sen Chanthapusang u. Rucham

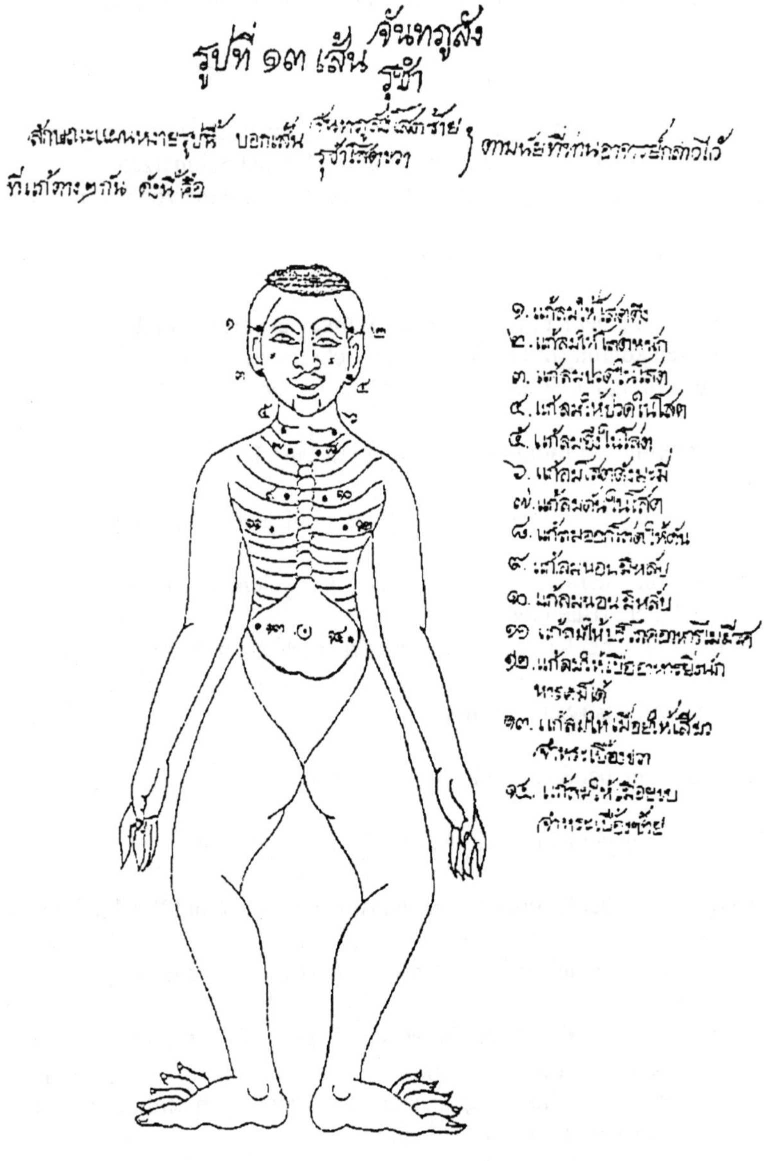

Bild 13 Sen Chanthapusang u. Rucham

Darstellung von vorne. Dieses Bild zeigt Sen Chanthapusang, er verläuft Seite links, Sen Rucham Seite rechts. Sie zeigen dem Kundigen die Punkte zur Besserung hier und dort. Der einzelne Punkt hat folgende Bedeutung :

1. Besserung bei einer Krankheit, welche schwere und gespannte Augen verursacht.
2. Besserung bei einer Krankheit, welche einen (motorischen) Augennerv stört (kann d. Augenlid nicht heben).
3. Besserung bei einer Krankheit, welche Schmerz des (Ohr-) Nervs verursacht (leichte Ohrschmerzen).
4. Besserung bei leichten Ohrschmerzen.
5. Besserung bei Ohrgeräusch, wie ein Moskito.
6. Besserung - hat Ohrgeräusch durch Störung im Nerv.
7. Besserung bei einer Krankheit, wenn der (Gehör-) Nerv innen drückt (hört schlecht).
8. Besserung bei Störung im Ohr, hört schlecht und juckt innen (im Ohr).
9. Besserung bei Störung, welche verursacht, daß der Schlaf fehlt.
10. Besserung bei Schlaflosigkeit.
11. Besserung bei einer Störung welche verursacht, daß beim Essen kein Geschmack ist (schmeckt weder süß, sauer, scharf, noch heiß, kalt).
12. Besserung, welche verursacht, daß es Appetitlosigkeit gibt , hat aber Geschmack (Leibfülle, hungrig, kann aber nicht essen, weil es ihm nicht schmeckt).
13. Besserung - Wata- Ursprung - erzeugt Schwäche, - erzeugt Schmerz im Bein. Seite rechts.
14. Besserung - Wata- Ursprung - erzeugt Müdigkeit im Bein links.

Bild 14 Sen Chanthapusang u. Rucham

รูปที่ ๑๔ เส้น จันทภูสัง / รุชำ

ลักษณะแผนภาพรูปนี้ บอกเส้น จันทภูสัง โสตซ้าย / รุชำ โสตขวา ตามหรือที่ท่านอาจารย์กล่าวไว้ ที่แก้ต่างๆกัน ดังนี้คือ

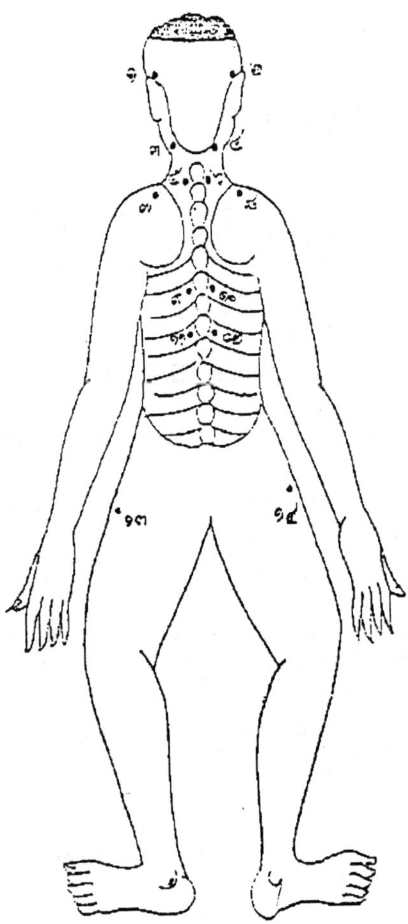

๑. แก้ลมให้โสตตึง
๒. แก้ลมให้โสตหนัก
๓. แก้ลมปวดในโสต
๔. แก้ลมให้ปวดในโสต
๕. แก้ลมฝีในโสต
๖. แก้ลมให้ชีในโสต
๗. แก้ลมดังในโสต
๘. แก้ลมให้ดังในโสต
๙. แก้ลมนอนมิหลับ
๑๐. แก้ลมให้นอนมิหลับ
๑๑. แก้ลมบริโภชนะการมิมีรส
๑๒. แก้ลมให้คอแห้งหาน้ำ และมิได้
๑๓. แก้ลมให้เมื่อย
๑๔. แก้ลมให้เมื่อย สำหรับเบื้องขวา

Bild 14 Sen Chanthapusang u. Rucham

Darstellung von hinten. Dieses Bild zeigt Sen Chanthapusang, er verläuft Seite links, Sen Rucham Seite rechts. Sie zeigen dem Kundigen die Punkte zur Besserung hier und dort. Der einzelne Punkt hat folgende Bedeutung :

1. Besserung bei Störung, welche schwere und gespannte Augen verursacht.
2. Besserung bei einer Störung, welche Nervenschwere verursacht (kann Augenlid nicht heben).
3. Besserung bei einer Störung die innen Schmerzen im (Ohr-) Nerv verursacht.
4. Besserung bei leichten Ohrschmerzen.
5. Besserung bei Ohrgeräusch wie ein Moskito.
6. Besserung bei Ohrgeräusch im Nerv, innen.
7. Besserung bei einer Störung, wenn der (Gehör-) Nerv innen drückt (hört schlecht).
8. Besserung bei Störung im Ohrnerv (hört schlecht und hat Jucken im Ohr.
9. Besserung bei einer Störung welche verursacht, daß der Schlaf fehlt.
10. Besserung bei Schlaflosigkeit.
11. Besserung bei einer Störung, welche verursacht, daß das Essen keinen Geschmack hat (kann nicht süß, sauer, scharf, heiß, kalt schmecken).
12. Besserung bei Trockenheit im Hals, hat keinen Speichel.
13. Besserung bei einer Störung, welche Müdigkeit verursacht.
14. Besserung bei einer Störung, welche Müdigkeit im Bein verursacht. Seite rechts.

Bild 15 Sen Sukhumang

รูปที่ ๑๕ เส้นสุขุมัง

ลักษณะแผนหงายรูปนี้ บอกเส้นสุขุมัง ตามนัยที่ท่านอาจารย์กล่าวไว้ ที่แก้ต่างๆ กัน ดังนี้คือ

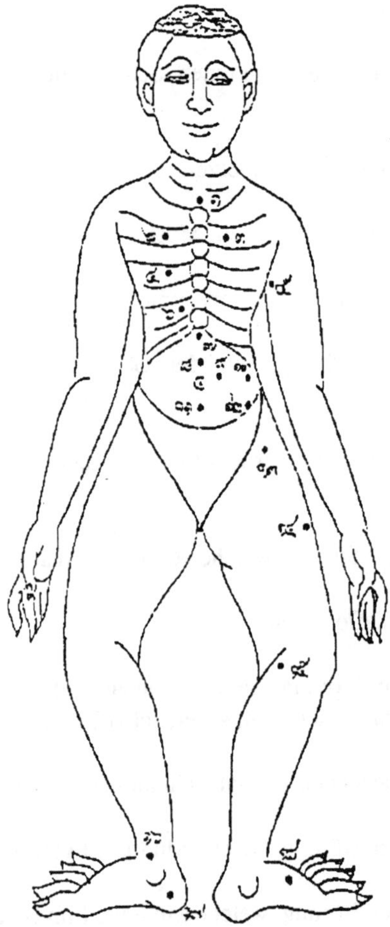

๑. แก้ไอเพื่อเสมหะ
๒. แก้ลมทำให้หอบ
๓. แก้ลมอาเจียร
๔. แก้ลมทำให้เหนื่อย
๕. แก้ฝีอนม
๖. แก้ลมเพื่อลม
๗. แก้ลมสะอึก
๘. แก้ลมให้สะอื้น
๙. แก้ลมอุจจาระมีกลิ่นร้าย
๑๐. แก้ลมให้ขับอุจจาระ
๑๑. แก้ซางเป็นกำเริบ
๑๒. แก้ลมกองอุตระธาตุ
๑๓. แก้บวมเท้าเพื่อลม
๑๔. แก้ลมเมื่อยเปลี้ยต่ำ
๑๕. แก้ลมบวมเท้า
๑๖. แก้ลมให้ละห้อง
๑๗. แก้ลมเท้าเย็น
๑๘. แก้ลมกองอะติสาร

Bild 15 Sen Sukhumang

Darstellung von vorne.Dieses Bild zeigt Sen Sukhumang. Es zeigt dem Kundigen die Punkte zur Besserung hier und dort. Der einzelne Punkt hat folgende Bedeutung :

1. Besserung bei Husten mit zähem Schleim.
2. Besserung bei einer Störung, welche schweren Atem verursacht (durch Hast).
3. Besserung bei einer Störung welche Erbrechen verursacht.
4. Besserung bei einer Störung welche Müdigkeit verursacht.
5. Besserung bei geschwollener Hand.
6. Besserung, wenn die Winde nicht gehen.
7. Besserung bei Schluckauf.
8. Besserung bei Schluchzen nach Weinen.
9. Besserung bei einer Störung, - Stuhl stinkt stark.
10. Besserung bei einer Störung, welche Schmerzen während des Stuhlgangs verursacht.
11. Besserung : Fühlt Blase gefüllt und das Wasser geht nicht.
12. Besserung bei einer Störung, wenn der Stuhl nicht geht.
13. Besserung bei Schwellung des Knies.
14. Besserung bei Schwäche im Bein, welche nach unten zieht.
15. Besserung bei Schwellung des Fußes.
16. Besserung bei einer Störung (des Fußes), welche nach unten zieht.
17. Besserung bei kalten Füßen.
18. Besserung bei Ruhr - schweres Stadium - Wata- Ursprung.

Bild 16 Sen Sukhumang

รูปที่ ๑๖ เส้นสุขุมัง

ลักษณะแผนควำรูปนี้ บอกเส้นสุขุมัง ตามนัยที่ท่านอาจารย์กล่าวไว้ ที่แก้ต่างๆ กัน ดังนี้คือ

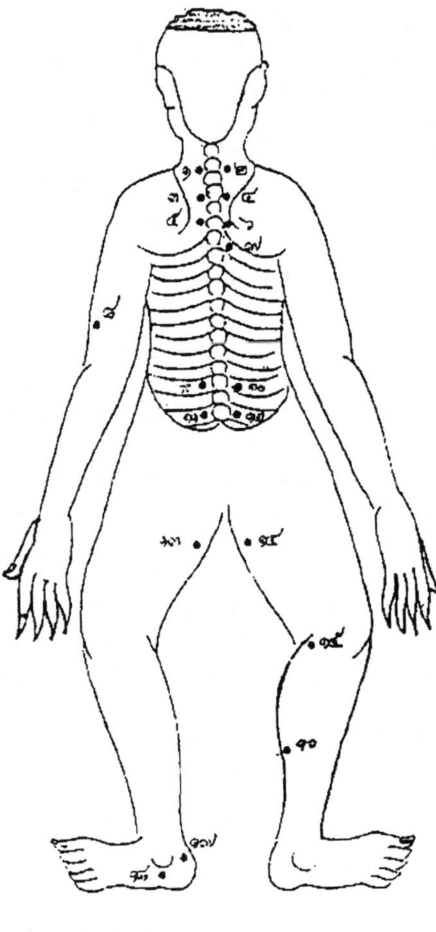

๑ แก้ลมหายใจขั้
๒. แก้ลมให้เหนื่อย
๓ แก้ลมให้เรอ
๔. แก้ลมสอึก
๕. แก้ลมให้หอบ
๖ แก้ราก
๗. แก้ลงโลหิต
๘. แก้โลภะโรค
๙. แก้ลกเลือด
๑๐. แก้ปวดเบ่นบิด
๑๑. แก้อุจาระธาตุพิการ
๑๒ แก้ลมอะติสารโรค
๑๓ แก้บวมอะติสาร
๑๔. แก้บวมเท้าทั้งสอง
๑๕. แก้ลมจุกทวารหัง
๑๖. แก้ปวดท้องสุขุมัง
๑๗. แก้กระหายน้ำ
๑๘ แก้ร้อนเกินกำหนด

Bild 16 Sen Sukhumang

Darstellung von hinten. Dieses Bild zeigt Sen Sukhumang. Es zeigt dem Kundigen die Punkte zur Besserung hier und dort. Der einzelne Punkt hat folgende Bedeutung :

1. Besserung bei Herzklopfen (kurze Atmung, kann nicht durchatmen).

2. Besserung bei Müdigkeit.

3. Besserung bei einer Störung - kann nicht aufstoßen.

4. Besserung bei Schluckauf.

5. Besserung bei schwerer Atmung.

6. Besserung bei Erbrechen.

7. Besserung bei zu starker Monatsblutung.

8. Besserung bei Gelbsucht.

9. Besserung bei trockenem Hals.

10. Besserung bei Krampf im Bauch (Ziehen im Darm, Darmkrampf).

11. Besserung, wenn Stuhlgang nicht geht (Obstipation).

12. Besserung des Gesamtzustandes bei Ruhr.

13. Besserung der Schmerzen bei Ruhr.

14. Besserung bei geschwollenen Füßen.

15. Besserung bei Blähungen.

16. Besserung bei Bauchschmerz. Sen Sukumang (Bauchmitte unterhalb des Nabels und zum Anus).

17. Besserung bei trockenem Hals mit Durst (will immer Wasser trinken).

18. Besserung bei zuviel Hitze (im Körper).

Bild 17 Sen Sikhini

รูปที่ ๑๗ เส้นสิขินี

ลักษณะแผนนวดรูปนี้ บอกเส้นสิขินี ตามนัยที่ท่านอาจารย์กล่าวไว้ ที่แก้ต่างๆกัน ดังนี้คือ

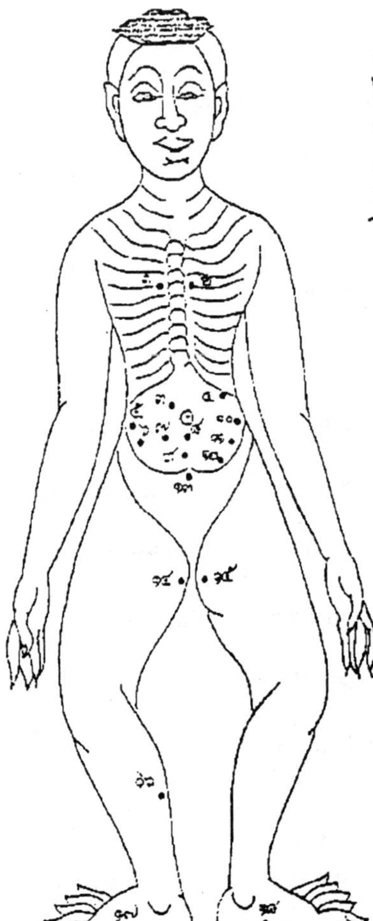

๑. แก้ลมแสบลำปัสสาวะ
๒. แก้ลมอะติสารมูต
๓. แก้ขบลำปัสสาวะ
๔. แก้ลมรัตฆาต
๕. แก้ปัสสาวะขาวขุ่น
๖. แก้ปัสสาวะแดง
๗. แก้คันลำปัสสาวะ
๘. แก้ลมมุตกฉจน์
๙. แก้ลมรัตหรั่นบุรุษ
๑๐. แก้ลมปัศฆาต
๑๑. แก้ลมสันทฆาต
๑๒. แก้ลมมุตฆาต
๑๓. แก้ลมอัณฑสูต
๑๔. แก้ลมท่วงลำปัสสาวะ
๑๕. แก้ลมเสียวปัสสาวะ
๑๖. แก้ลมกระเสียดร่อน
๑๗. แก้ลมให้เสียว
๑๘. แก้ลมให้เสียวขน

Bild 17 Sen Sikhini

Darstellung von vorne. Dieses Bild zeigt Sen Sikhini. Es zeigt dem Kundigen die Punkte zur Besserung hier und dort. Der einzelne Punkt hat folgende Bedeutung :

1. Besserung bei Schmerzen im Harnleiter (Wasserlassen geht schlecht , fühlt Strahl).
2. Besserung bei Harnträufeln mit Stop.
3. Besserung bei Harnverhaltung (Nierenschmerzen und Harnträufeln mit Stop).
4. Besserung bei Schmerzen im Bereich des 5. Lendenwirbels und im Oberbauch (kann Po kaum heben).
5. Besserung - dunkler Nierensatz geht heraus.
6. Besserung - roter Nierensatz geht heraus.
7. Besserung bei Kratzen (Jucken) in der Harnröhre.
8. Besserung bei weißem Ausfluß.
9. Besserung - nur für den Mann (Impotenz).
10. Besserung bei Spannen (Schmerz) der Innenseite des Ober- und Unterschenkels.
11. Besserung bei Schmerz in der Lende.
12. Besserung - fühlt den Stuhlgang nicht.
13. Besserung, wenn die Frau den Stuhlgang nicht fühlt.
14. Besserung bei Schmerzen vor, beim und nach dem Wasserlassen.
15. Besserung - hat stechende Schmerzen beim Wasserlassen.
16. Besserung, wenn die Farbe des Wassers wechselt.
17. Besserung bei etwas stechenden Schmerzen (Haare schmerzen bei Gänsehaut).
18. Besserung bei Gänsehaut.

Bild 18 Sen Sikhini

รูปที่ ๑๘ เส้นสิขินี

ลักษณะแผนคว่ำรูปนี้ บอกเส้นสิขินี ตามนัยที่ท่านอาจารย์กล่าวไว้ ที่แก้ต่างๆกัน ดังนี้คือ

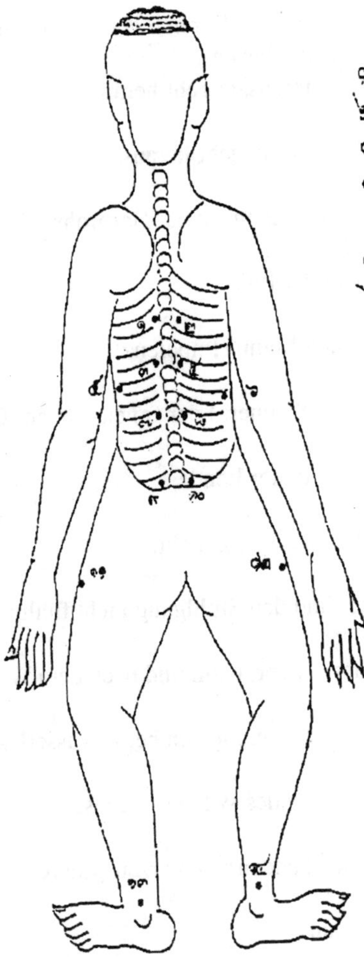

Bild 18 Sen Sikhini

Darstellung von hinten. Dieses Bild zeigt Sen Sikhini. Es zeigt dem Kundigen die Punkte zur Besserung hier und dort. Der einzelne Punkt hat folgende Bedeutung :

1. Besserung bei überreizten Nerven (spinnt, ist agressiv).
2. Besserung bei viel Luft im Bauch (zwickt mal hier, mal da).
3. Besserung bei Appetitlosigkeit.
4. Besserung bei Entzündung der Galle, Leber und Herz.
5. Besserung bei Seitenstechen.
6. Besserung bei stechenden Schmerzen der Rippen.
7. Besserung bei geschwollenem Unterbauch, vorne innen.
8. Besserung bei Ziehen im Unterbauch vorne.
9. Besserung bei Schmerz von Eiterabszess.
10. Besserung bei Störung der Miktion (Wasser geht, geht nicht,usw.).
11. Besserung bei aufgetriebenem Bauch, hat viel Luft innen.
12. Besserung bei Schwäche und Störung der Niere und Urin.
13. Besserung bei schwarzem Urin.
14. Besserung bei gelbem Urin.

Die Beschreibung der *Krankheiten* erklärt das Geschehen von der Gesamtheit der Erscheinungen des Menschen her, welcher, als sich begreifender Teil der kosmischen Schöpfung, erkennt.

Grundlage dieser Erklärungen ist der Atharvaveda, dessen (jüngeres) Nebenglied die Wissenschaft vom Leben - *Ayurveda*- ist.
Ayus bedeutet Leben (Lebensdauer), Veda bedeutet Wissen. Dieses Wissen wurde in den Veden vor Jahrtausenden niedergeschrieben. Man nimmt an, daß die Ursprünge ca. fünftausend Jahre zurückreichen.

Ayurvedische Betrachtungsweise ist ganzheitlich. Der Mensch ist wie alles Existente in den Kosmos eingebunden und stellt einen Mikrokosmos dar.

Jeder Mensch hat vier Triebkräfte :

Einen Fortpflanzungstrieb,
einen religiösen Trieb,
den Trieb materiellen Erwerbs
und den Drang zur Freiheit.

Will er diese Triebkräfte befriedigen, ist Gesundheit die beste Voraussetzung dafür.

Ayurvedisches Wissen und Praxis aktivieren die Selbstheilung, so daß die Energien im Körper rasch wieder ins Gleichgewicht gebracht werden. Dadurch können körperliche Zerfallserscheinungen nicht oder wenig in Erscheinung treten. Das bedeutet körperliche und geistige Vitalität bis ins hohe Alter.

Ayurveda, Religion und Liebe zur Wahrheit (Philosophie) sind unzertrennlich miteinander verbunden.
Ayurveda ist eine der drei Säulen ganzheitlichen Denkens.

Purusha	ist reines Sein, ohne Eigenschaften, ist der Ur-Zustand. Dazu kommt Prakruti.
Prakruti	ist die allumfassende, aktive, schöpferische Kraft.
Makad	**oder Budhi** ist die kosmische Intelligenz. Aus Makad od. Budhi entspringt :
Ahamkar	das Ego (ich bin). Aus dem Ego leiten sich ab :
1. Sattwa	die Wirklichkeit (Stabilität, reine Erscheinung, Licht) und schöpferische Kraft (Intelligenz).
2. Rajas	die Dynamik (dynamische Bewegung, Turbulenz, Emotion, erhaltende Kraft).
3. Tamas	die Materie (potentielle Energie, Trägheit, Unwissenheit, zerstörerische Kraft).

Das Ego manifestiert sich mit Hilfe von Sattwa in die fünf Sinne (Augen, Ohren, Nase, Zunge und Haut), als Organe der Wahrnehmung und in fünf (motorisch) tätige Organe (Mund, Hände, Füße, Sexualorgane und Ausscheidungsorgane) als organisches Universum.

Um das anorganische Universum hervorzubringen, manifestiert sich das gleiche Ego mit Hilfe von Tamas in die fünf Grundelemente (Äther = Raum, Luft, Feuer, Wasser, Erde) hinein.

Da Sattwa und Tamas inaktive Energien sind, bedürfen sie Rajas, der aktiven Energie.

Schöpfung - Erhaltung - Zerstörung, das ist der ewige Kreislauf, der lautlose kosmische Urlaut **AUM**.
Aus dieser Urschwingung ging als erstes Äther hervor und aus der Bewegung von Äther ging Luft hervor, die aktive Form von Äther.
Äther erzeugte durch Bewegung auch Reibung und diese Hitze und Licht, aus letzterem entstand das Element Feuer.
Durch das Feuer wurden ätherische Elemente verflüssigt, so entstand das Element Wasser.
Wasser verfestigte sich und bildete so das Element Erde.
Diese fünf Grundelemente sind im ganzen Universum vorhanden.
Energie und Materie sind nur in der Erscheinungsform verschieden, sie sind eins.

Die fünf Grundelemente Äther, Luft, Feuer, Wasser und Erde bilden drei Grundtypen von Menschen.
Aus diesen lassen sich sieben Konstitutionstypen bilden.
Diese wiederum bilden weitere Varianten, je nach Anteil der Tridoshas. Die körperlichen und seelischen Stärken und Schwächen werden bei der Empfängnis durch die Eltern bestimmt, bzw. deren Kombinationen des Luft-, Feuer- und Wasserelements (Natur der Eltern).
Vatta, Pitta und Kapha wirken auf körperlicher, seelischer und geistiger bzw. Bewußtseinsebene, bilden also die psychosomatische Grundlage eines Menschen.
Das heißt, ein Mensch agiert und reagiert individuell auf äußere Einflüsse (Umwelt), je nach Typ.
Werden durch Agieren und Reagieren die aktiven Kräfte aus dem Gleichgewicht gebracht, führt das zu Störungen.
Um diese zu beheben, müssen die drei Doshas wieder ausgeglichen werden. Daher ist es so wichtig zu wissen, was unter Vatta, Pitta und Kapha verstanden wird.
Heilmittel, die in diesem Zusammenhang nicht behandelt werden, sind nach den drei Gunas eingeteilt - sattwisch, rajasisch und tamasisch.

Vatta : Vatta setzt sich aus den Elementen Äther und Luft zusammen. Es verkörpert das Prinzip der Bewegung. Vatta ist das „ Bewegende „ von Pitta und Kapha.
Alle biologischen Vorgänge im Körper unterliegen Vatta : Ausdehnung und Zusammenziehung wie Atmung, Herzschlag, Muskeln, Zellen oder Nerven (-Aktivitäten).
Ausscheidungen und Sekretionen unterliegen ebenfalls dem Luftprinzip (Lom = Wajo).
Aber auch seelische Empfindungen wie Besorgtheit, Ängste, Gefühl der Leere, Gefühl der Frische, Furcht, Zittern und Krämpfe.

Der Sitz von Vatta befindet sich im unteren Teil des Bauchraums, schließt Hüfte, Becken und Dickdarm ein. Aber auch Haut, Ohren und Knochen gehören zum Vatta-Prinzip.
Vatta kann direkt vom Dickdarm ausgeschieden werden.
Vatta ist ohne Form und Farbe.

Pitta : Pitta setzt sich aus Feuer und Wasser zusammen.

Biologische Vorgänge wie chemische Reaktionen, Körpertemperatur, Hitze, Verdauung, Metabolismus, Hautfarbe, Glanz der Augen, Hunger und Durst unterstehen Pitta.

Die Intelligenz und das Verständnis, aber auch Emotionen wie Eifersucht, Zorn und Haß werden Pitta zugeordnet.

Der Sitz von Pitta umfaßt das mittlere Drittel des Körpers mit Dünndarm und Magen, auch Blut, Fettgewebe, Schweißdrüßen und Haut, Sehapparat und Plasma.

Pitta kann direkt vom Dünndarm ausgeschieden werden.

Pitta ist Gelb und Blau, entspricht den Farben von Licht und Feuer.

Kapha: Auch **Shlesma** genannt.

Seine Elemente sind Wasser und Erde.

Kapha bildet das Material für den Körper, besonders das biologische Wasser.
Es sorgt für Energie und Stabilität, eine gute Abwehrkraft, bildet Gelenkschmiere und Gelenkflüssigkeit, bewirkt Geschmeidigkeit und Öligkeit, sowie sexuelle Potenz.

Kapha steht für Verhaftetsein, Besitzgier, langer Neid, aber auch für Ruhe, Vergebung und Liebe, Duldsamkeit, Zurückhaltung, Tolleranz und Friede.

Der Sitz von Kapha ist das obere Drittel des Körpers, der Brustraum, der Hals, Kopf, die Nase mit Nebenhöhlen, Mund, Zunge, Magen, Gelenke, Bauchspeicheldrüße, ebenso in den Körpersekreten, Plasma und Zytoplasma.

Kapha kann direkt vom Magen ausgeschieden werden.

Die Farbe von Kapha ist weiß.

ventral (-is)	bauchwärts gerichtet
dorsal	rückwärts
cranial	kopfwärts
caudal	nach unten
lateral	seitwärts
medial	zur Mitte
distal	weiter weg v. d.Körpermitte
proximal	näher zur Körpermitte
sagittal	parallel zur Mittelachse des Körpers
anterior	vorne
posterior	hinten
dexter	rechter
sinister	linker
facies	Gesicht
cervix	Hals
pectus (pectoris)	Brust
brachium	Oberarm
manus	Hand
femur (femoralis)	Oberschenkel
crus (cruris)	Unterschenkel
pes	Fuß
cutis	Haut
visora	Eingeweide
abdomen	Bauchraum
oris	Mund
ossis	Knochen
os	Mund-Knochen
fossa	Grube
costae	Rippe
Modalität	Lebensqualität
Miasma	Krankheit erzeugender Stoff

INHALT

TEIL 1

TEIL 2

TEIL 3

rGyud bzi (tib.)	Vierwurzelschrift
'Ts'o byed gzon nu (tib.)	Kumarajivaka Begründer der trad. Massage und Heilkunst in Thailand (u. Tibet)
Wat Po = Wat Chetuphon	Gegründet im 16. Jh., ist das größte und älteste Mönchskloster mit 71 Pagoden in Bangkok. Wat Po war die erste offene Universität in Thailand, welche Gebrauch davon machte, verschiedene Zweige der Literatur - wie Archäologie, Astrologie u. Medizin anzubieten. Berühmt ist der 46 Meter lange und 15 Meter hohe liegende Buddha.
Sen (thai)	Linie, Energielinie.
Ayurveda (sanskrit)	Ayus = Leben, Veda = Wissen. Das Wissen vom (gesunden) Leben.
Vatta od. Vayu (sanskr.) Wata (thai)	verkörpert das Prinzip der Bewegung. Es setzt sich aus *Äther und Luft* zusammen.
Pitta (sanskr.)	verkörpert das Feuerprinzip. Es setzt sich aus *Feuer und Wasser* zusammen.
Kapha (sanskr.)	manifestiert sich als Körperflüssigkeit. Es besteht aus den Elementen *Wasser und Erde.*

Quellennachweis

Traditional Thai Massage School
Wat Po, Bangkok

Lehrbuch für Masseure des Wat Po
Abbildungen und Texte eingraviert im Phra Chetuphon auf Veranlassung seiner Majestät König Rama der III. (1832).

Schule für Ärzte der alten Lehren des Wat Phra Chetuphon

Grundlagen tibetischer Heilkunde, Band 1, 1975
Finckh Elisabeth

Die Kunst traditioneller Thai - Massage, 1990
Brust Harald

Traditional Thai - Massage, 1990
Tapanya Sombat

Fernöstliche Weisheiten, Deutsche Übersetzung 1985
Ravignant Patrick

Für Thai - Massage zum Selbsterlernen, 1989
Bunsinsuk Pajod

Lehrbuch für Masseure
Asalie Serie

Das Ayurveda - Heilbuch, 1984
Vasant Lad

Die Körper - Seele
Dr. Deepak Chopra

Anregungen und Hinweise an :
Heinz Kasik, Heilpraktiker
Langwatte 33 - 35
72 458 Albstadt, BRD